Paul L. Plener

Selbstverletzung und Suizidalität im Jugendalter

Paul L. Plener

Selbstverletzung und Suizidalität im Jugendalter

Südwestdeutscher Verlag für Hochschulschriften

Impressum/Imprint (nur für Deutschland/only for Germany)
Bibliografische Information der Deutschen Nationalbibliothek: Die Deutsche Nationalbibliothek verzeichnet diese Publikation in der Deutschen Nationalbibliografie; detaillierte bibliografische Daten sind im Internet über http://dnb.d-nb.de abrufbar.
Alle in diesem Buch genannten Marken und Produktnamen unterliegen warenzeichen-, marken- oder patentrechtlichem Schutz bzw. sind Warenzeichen oder eingetragene Warenzeichen der jeweiligen Inhaber. Die Wiedergabe von Marken, Produktnamen, Gebrauchsnamen, Handelsnamen, Warenbezeichnungen u.s.w. in diesem Werk berechtigt auch ohne besondere Kennzeichnung nicht zu der Annahme, dass solche Namen im Sinne der Warenzeichen- und Markenschutzgesetzgebung als frei zu betrachten wären und daher von jedermann benutzt werden dürften.

Verlag: Südwestdeutscher Verlag für Hochschulschriften GmbH & Co. KG
Dudweiler Landstr. 99, 66123 Saarbrücken, Deutschland
Telefon +49 681 37 20 271-1, Telefax +49 681 37 20 271-0
Email: info@svh-verlag.de

Zugl.: Ulm, Universität Ulm Medizinische Fakultät, Diss.,2011

Herstellung in Deutschland:
Schaltungsdienst Lange o.H.G., Berlin
Books on Demand GmbH, Norderstedt
Reha GmbH, Saarbrücken
Amazon Distribution GmbH, Leipzig
ISBN: 978-3-8381-2722-4

Imprint (only for USA, GB)
Bibliographic information published by the Deutsche Nationalbibliothek: The Deutsche Nationalbibliothek lists this publication in the Deutsche Nationalbibliografie; detailed bibliographic data are available in the Internet at http://dnb.d-nb.de.
Any brand names and product names mentioned in this book are subject to trademark, brand or patent protection and are trademarks or registered trademarks of their respective holders. The use of brand names, product names, common names, trade names, product descriptions etc. even without a particular marking in this works is in no way to be construed to mean that such names may be regarded as unrestricted in respect of trademark and brand protection legislation and could thus be used by anyone.

Publisher: Südwestdeutscher Verlag für Hochschulschriften GmbH & Co. KG
Dudweiler Landstr. 99, 66123 Saarbrücken, Germany
Phone +49 681 37 20 271-1, Fax +49 681 37 20 271-0
Email: info@svh-verlag.de

Printed in the U.S.A.
Printed in the U.K. by (see last page)
ISBN: 978-3-8381-2722-4

Copyright © 2011 by the author and Südwestdeutscher Verlag für Hochschulschriften GmbH & Co. KG and licensors
All rights reserved. Saarbrücken 2011

Selbstverletzende und suizidale Verhaltensweisen in einer deutschen Schulstichprobe

I must warn the reader that what follows in this chapter is not very pleasant subject matter. Our experience with pain makes the thought of self-mutilation even more repugnant than the thought of suicide, in spite of the great reality differences in favour of the former. We physicians, familiar from our daily experiences with these unlovely sights, often forget that for most persons the barriers imposed by these taboos are quite high, to be set side only by the more intelligent, objective and mature. It is certainly not reading for children.
Karl Menninger, 1938

Eine Warnung:
Bevor du dich das erste Mal schneidest, denke daran, dass du es lieben wirst. Du wirst dich frei fühlen, wegen dem Schmerz und dem Blut. Obwohl du denkst, dass du bei oberflächlichen Schnitten, die schnell verheilen, bleiben kannst - die Schnitte werden tiefer werden. Die Schnitte werden Narben werden [...].
Es wird dich Tag und Nacht verfolgen und dein Leben kontrollieren. Du wirst dir wünschen nie mit dem Schneiden begonnen zu haben, denn du haßt es. Zur gleichen Zeit kannst du nicht ohne Schneiden leben.
Du wurdest gewarnt.
L.P., 17 Jahre, Patientin in der Klinik für Kinder- und Jugendpsychiatrie/ Psychotherapie am Universitätsklinikum Ulm, 2006

Inhaltsverzeichnis

		Seite
Inhaltsverzeichnis		I-II
Abkürzungsverzeichnis		III
1. Einleitung		**1**
1.1	Überblick	1
1.2	Geschichte und kultureller Hintergrund	2
1.3	Entwicklung einer Definition	4
1.4	Selbstverletzendes Verhalten und Suizidalität	9
1.5	Funktionen selbstverletzenden Verhaltens	12
1.6	Selbstverletzung und psychiatrische Krankheitsbilder	16
1.7	Standardisierte Diagnostik	18
1.8	Prävalenz selbstverletzenden Verhaltens	21
1.9	Zielsetzung und Ableitung der Hypothesen	25
2. Material und Methodik		**28**
2.1	Studiendesign und Durchführung	28
2.2	Verwendete Instrumente	30
2.3	Ethische Fragestellungen	31
2.4	Datenaufbereitung und statistische Auswertung	32
3. Ergebnisse		**34**
3.1	Beschreibung der Stichprobe und Teilnahme	34
3.2	Prävalenz und Charakteristika selbstverletzenden und suizidalen Verhaltens	37
3.3	Vergleich mit einer US Schulstichprobe	59
3.4	Depression, selbstverletzendes Verhalten und Suizidalität	62
3.5	Funktionen des selbstverletzenden Verhaltens	65
4. Diskussion		**70**
4.1	Prävalenz und Charakteristika selbstverletzenden Verhaltens	70
4.2	Vergleich mit einer US Schulstichprobe	75
4.3	Depression und selbstverletzendes sowie suizidales Verhalten	76
4.4	Funktionen selbstverletzenden Verhaltens	76

4.5	Suizidalität und traumatische Ereignisse	78
4.6	Einflüsse von Medien und peers	79
4.7	Umgang mit selbstverletzendem Verhalten	85
4.8	Limitationen	86
5. Zusammenfassung		**87**
6. Literaturverzeichnis		**88**
7. Abbildungsverzeichnis		**107**
Danksagung		**109**

Abkürzungsverzeichnis

ADK: Alb-Donau-Kreis
ADS: Allgemeine Depressionsskala
ANOVA: Analysis of variance: Varianzanalyse
ANR: Automatic negative reinforcement: automatische negative Verstärkung
APR: Automatic positive reinforcement: automatische positive Verstärkung
Ba-Do: Basisdokumentation
BE: Belgien
CASE: Child and Adolescent Self- Harm in Europe
CBCL: Child Behavior Checklist
CDC: Center for Disease Control and Prevention
CES-D: Center for Epidemiological studies- Depression Scale
DSH: Deliberate Self-Harm
DSHI: Deliberate Self-Harm Inventory
DSM–IV-TR: Diagnostic and Statistical Manual of Mental Disorders, 4th Ed., Textrevision
FAPS: Fragebogen zur Suizidalität
FASM: Functional assessment of self-mutilation
FDA: Food and drug administration: amerikanische Zulassungsbehörde
FSK: Freiwillige Selbstkontrolle: Altersbeschränkung auf Filmen und Computerspielen
Gym: Gymnasium
HS: Hauptschule
ICD–10: International Classification of Disease
K-SADS: Schedule for Affective Disorders and Schizophrenia for school-age children
LCA: Latent-Class-Analysis: Latente-Klassen-Analyse
NL: Niederlande
NoSH: No Self-harm: Gruppe an Teilnehmern ohne selbstverletzendes und suizidales Verhalten
NSSI: Nonsuicidal self–injury: nichtsuizidales selbstverletzendes Verhalten

NSSI+SA:	Nonsuicidal self–injury & suicide attempt: nichtsuizidales selbstverletzendes Verhalten und Suizidversuch
OR:	Odds ratio
OSI:	Ottawa Self-injury Inventory
PTSD:	Posttraumatic stress disorder: posttraumatische Belastungsstörung
RS:	Realschule
SA:	Suicide attempt: Suizidversuch
SAS:	Statistical analysis system: Statistikprogramm
SHBQ:	Self-Harm Behavior Questionnaire
SI:	Self-injury
SIB:	Self-injurious behavior
SNR:	Social negative reinforcement: soziale negative Verstärkung
SPR:	Social positive reinforcement: soziale positive Verstärkung
SSRI:	Selektive Serotonin Wiederaufnahmehemmer
TADS:	Treatment for Adolescents with Depression Study
US:	United States (of America): Vereinigte Staaten von Amerika
YSR:	Youth Self-Report

1. Einleitung

1.1 Überblick

Selbstverletzendes Verhalten, die freiwillige, selbst zugefügte Schädigung des eigenen Körpergewebes, ist ein Phänomen, mit dem man sich im klinischen Alltag der Kinder- und Jugendpsychiatrie und Psychotherapie häufig konfrontiert findet. Die psychische Beeinträchtigung der Patienten und deren Angehörigen sowie auch der verursachte körperliche Schaden sind mitunter beträchtlich. Studien aus anderen Ländern zeigten in den letzten 10 Jahren eine Zunahme selbstverletzenden Verhaltens nicht nur in klinischen Populationen, sondern auch bei Jugendlichen, die etwa in Schulstichproben untersucht wurden. Bislang lagen zur Häufigkeit dieses Phänomens in einer Schulpopulation aus Deutschland keine Angaben vor, sieht man von einigen Fragen ab, die im Rahmen der Heidelberger Jugendgesundheitsstudie 2005 gestellt wurden.
Die vorgelegte Arbeit will diese Lücke schließen, indem erstmals eine deutsche Schulpopulation mit standardisierten Fragebögen zur Häufigkeit und Charakteristik selbstverletzender Verhaltensweisen befragt wurde. Die Verwendung international gebräuchlicher Instrumente, welche für diesen Zweck ins Deutsche übertragen wurden, erlaubt zudem in Kooperation mit der University of North Dakota einen Vergleich mit einer Schulstichprobe aus dem mittleren Westen der USA, dem Land aus dem bislang die meisten Studien zu selbstverletzendem Verhalten stammen. Dieser Vergleich soll eine internationale Einordnung der geschilderten Prävalenzzahlen in das internationale Spektrum ermöglichen. Zudem werden Daten zu Ursachen des selbstverletzenden Verhaltens dargestellt.
Selbstverletzendes Verhalten stellt laut den gängigen Klassifikationssystemen wie der International Classification of Disease (ICD-10) der Weltgesundheitsorganisation oder dem Diagnostic and Statistical Manual of Mental Disorders (DSM–IV-TR) keine Krankheitsentität dar. Aktuell befasst sich jedoch die Vorbereitungsgruppe für das DSM-V damit, ob in der nächsten Revision der Symptomenkomplex der Selbstverletzung als eigenständige Störung beschrieben werden soll. Daher wird dieser Arbeit ein ausführlicher Einleitungsteil vorangestellt, mit dem Ziel auch vor einem historischen Hintergrund die aktuellen Definitionsbestrebungen darzulegen, ein Bild zur weltweiten Prävalenz

selbstverletzenden Verhaltens zu präsentieren und Aussagen zu den Funktionen selbstverletzenden Verhaltens zu treffen.

1.2 Geschichte und kultureller Hintergrund

„Kleomenes nun begann nach Empfang des Eisens von den Schienbeinen an sich selbst zu verstümmeln. Er brachte sich also lange Schnitte ins Fleisch bei, von den Waden bis hinauf zu den Schenkeln und von den Schenkeln zu den Hüften und den Weichen, bis er schließlich zum Bauch kam und auch ihn aufschlitzte"
Herodot, 6. Buch (5.Jhdt. vor Christus)

Selbstverletzendes Verhalten ist kein Phänomen der heutigen Zeit auch wenn die mediale Berichterstattung dies zu suggerieren scheint. Berichte von- meist religiös oder durch verletztes Ehrgefühl motivierten- selbstverletzenden Handlungen finden sich bereits in der Antike. Favazza (1998) verweist hier auf den in der einschlägigen Literatur vielfach zitierten Bericht des Herodot, den Heerführer Cleomenes betreffend (s. Eingangszeile), auf Ovid[1], die - Automutilation des König Ödipus - erstmals beschrieben im „Oedipus Rex" von Sophocles, sowie auf den Attiskult[2] und Beispiele aus der Bibel (Favazza 1998).
In der Bibel finden sich einige Fälle von Beschreibungen selbstverletzender Handlungen. Auf deren bekannteste Stelle aus dem Matthäusevangelium[3] wird auch in später beschriebenen religiös motivierten Automutilationen im Rahmen eines wahnhaften Erlebens Bezug genommen (Bergmann, 1848).
In der christlich - jüdischen Tradition, sowie dem Islam finden sich gehäuft Beschreibungen selbstverletzenden Verhaltens, die - betrachtet man etwa die Flagellatenbewegung - auch in Mitteleuropa weit verbreitet waren. Auch die frühchristliche Tradition der „Wüstenväter" (wie etwa der heilige Antonius bzw. der heilige Simeon), die sich - asketischen Prinzipien verpflichtet - selbst Schaden zufügten, soll hier erwähnt sein, ebenso wie die zahlreichen Berichte über

---

[1] Ovid, Metamorphosen, Liber octavus: *„Als die Gewalt des Unheils jedoch alle Vorräte verbraucht und der schweren Krankheit nur immer neue Nahrung gegeben hatte, begann er die eigenen Glieder mit blutigem Biß zu zerfleischen"*
[2] Catull, 63 v.x, Attis: *„Von der rasenden Wut getrieben, vom verstörten Sinne gespornt, trennt er ab mit scharfem Kiesel von der Weiche nun seine Scham"*
[3] *„Wenn dich deine Hand oder dein Fuß zum Bösen verführt, dann hau sie ab und wirf sie weg! [...] Und wenn dich dein Auge zum Bösen verführt dann reiß es aus und wirf es weg!"* [Matth 18, 8-9])

frühchristliche Märtyrer. Erwähnungen einer christlichen Flagellatenbewegung finden sich bereits ab dem 11. Jahrhundert mit dem allgemeinen Aufschwung des katholischen Ordenswesens. Eine der größten Flagellationswellen, die sich erstmals auch bis nach Süddeutschland ausweitete, nahm im Jahre 1260 von Perugia ihren Anfang. 1348 findet sich - angefacht durch die Pest - auch in Süddeutschland eine neue Flagellationswelle, ebenso wie die 1396 von Vincent Ferrer organisierten Massenflagellationen in Südeuropa, deren Ausläufer auch in Deutschland präsent waren. Ein Verbot der Flagellationen am Konzil von Konstanz 1417 muss vor dem Hintergrund des wachsenden Einflusses und innerkirchlicher Machtkämpfe verstanden werden. Danach hielt sich die Praxis in Europa nur im Geheimen bis ins 15. Jahrhundert (sieht man die letzte „amtlich" dokumentierte Verbrennung eines Flagellaten als Häretiker 1480 in Thüringen diesbezüglich als Endpunkt an). Auf den Philippinen bzw. in Mexiko finden sich Flagellationen (etwa der Los Hermenaos Penitentes de Sangre de Christo) und Kreuzigungen zu christlichen Hochfesten auch heute noch (Favazza 1998).

Im Islam finden sich religiöse motivierten Selbstbeschädigungen (Aufschlagen der Kopfhaut, Flaggelationen) in den Reihen der Hamadscha Bruderschaft, sowie zum Fest des Husayn- hierbei vor allem durch die Ashoura Bruderschaft.
Auch abseits der großen Religionen verweist Favazza (1996) auf das Vorhandensein selbstverletzender Riten, wie zum Beispiel das sich selbst Verstümmeln des Abidji Stammes an der Elfenbeinküste, das Aufschneiden der Harnröhre bei Aboriginie Stämmen etc.
Neben diesen Selbstverletzungen, die teilweise religiös motiviert sind, teilweise aber auch im Rahmen eines Initiationsritus zu verstehen sind, existieren jedoch auch psychisch motivierte Selbstverletzungen, über die sich Berichte bereits früh in der medizinischen Fachliteratur finden lassen. Als bekanntestes Beispiele dürfen hier die Arbeiten von Bergmann (beidseitige Enucleation und die Bitte um Amputation aller Extremitäten) und Channing (erster publizierter Bericht einer Selbstverletzung durch Schneiden der Haut) gelten, die in der zweiten Hälfte des neunzehnten Jahrhunderts Zeugnis von massiven Selbstverletzungen im Rahmen psychotischer bzw. drogeninduzierter Phänomene gaben (Bergmann 1846; Channing 1877-78). Berichte von solchen massiven Selbstverstümmelungen

machten das Gros der dazu publizierten Fallberichte des ausgehenden 19. Jahrhunderts aus.

Die zunehmende wissenschaftliche Beschäftigung mit dem Thema begann in den 60er Jahren des zwanzigsten Jahrhunderts mit den ersten Arbeiten zur Beschreibung und Definition des Verhaltens, was im folgenden Kapitel noch ausführlicher behandelt werden soll.

Während in den 80er Jahren schon mehrere Arbeiten veröffentlicht wurden, die sich mit selbstverletzendem Verhalten auseinandersetzten, datiert der eigentliche „Boom" der diesbezüglich existierenden Publikationen auf die zweite Hälfte der 90er Jahre. Die Zahl der Veröffentlichungen hierzu ist noch immer stetig im Wachsen begriffen und ist nicht zuletzt das wissenschaftliche Abbild eines „Trends", der selbstverletzendes Verhalten - läßt man die steigenden Prävalenzraten hierfür als Beweis gelten (Muehlenkamp & Gutierrez 2004; Hawton et al. 2003) - aus einem Randbereich immer mehr in den „Mainstream" jugendlichen Verhaltens gerückt sieht.

1.3 Entwicklung einer Definition

Wie bereits im ersten Kapitel deutlich wurde, datiert die erste wissenschaftliche Auseinandersetzung mit selbstverletzenden Verhaltensweisen gegen Ende des 19. Jahrhunderts. Es sollte allerdings noch Jahrzehnte dauern, ehe sich der erste Definitonsversuch, welcher auf Menninger (1938) zurückgeht, findet. Dieser unternimmt in „Man against himself" erstmals eine Definition und Unterteilung selbstverletzender Handlungen. Seine Einteilung umfasst:

- Neurotic self-mutilation
- Religious self-mutilation
- Self-mutilation in psychotic patients
- Self-mutilation in organic diseases
- Self-mutilation in customary and conventional forms

Während "neurotic self-mutilation" jenes selbstverletzende Verhalten definiert, welchem wir auch heute am häufigsten begegnen (etwa beim Schneiden der Haut etc.), sind im Begriff der „religious self-mutilation" jene (oft schwerwiegenden) religiös motivierten Selbstverletzungen subsummiert, die sich – lt. Menninger - häufig auf die in der geschichtlichen Einleitung genannte Stelle aus dem

Matthäusevangelium beziehen. Während „self-mutilation in psychotic patients" und bei „organic diseases" auch heute noch nachvollziehbar erscheinen (etwa im Rahmen psychotischer Zustandsbilder oder bei mentaler Retardierung), würde man dem Nägel- und Haareschneiden, welches Menninger unter „self-mutilation in customary and conventional forms" verstand, heute keinen Platz mehr in einer Krankheitsdefinition einräumen.

Erstaunlicherweise findet sich bereits hier ein klare Abgrenzung zum Suizid [4], die gerade auch vor dem Hintergrund der aktuellen Forschung volle Gültigkeit besitzt.

Die 60er Jahren brachten eine zunehmende wissenschaftliche Beschäftigung mit selbstverletzenden Verhaltensweisen beginnend mit Arbeiten zum *„Wrist Cutter Syndrom"* (Graff & Mallin 1967; Pao 1969; Podvoll 1969; Rosenthal et al. 1972), die alsbald die Notwendigkeit einer Eingrenzung mit sich brachten.

Bei Pattison & Cahan (1983) findet sich erstmals der Begriff des „Deliberate Self Harm" (DSH) gemeinsam mit dem Versuch einer Begriffsdefinition.

Tab. 1: Das Deliberate Self Harm Syndome nach Pattison & Kahan (1983). Die Einteilung selbstverletzender Handlungen erfolgt nach Letalität und Direktheit der Methode.

High lethality	Suicide attempt	Termination of vital treatment such as dialysis
	SINGLE EPISODE	SINGLE EPISODE
	Suicide attempts	High risk performance (stunts)
Medium lethality	MULTIPLE EPISODE	MULTIPLE EPISODE
	Atypical deliberate self-harm syndrome	Acute drunkenness
	SINGLE EPISODE	SINGLE EPISODE
Low lethality	Deliberate self-harm syndrome	Chronic alcoholism, severe obesity, heavy cigarette smoking
	MULTIPLE EPISODE	MULTIPLE EPISODE
	DIRECT	INDIRECT

---

[4] *„Self-mutilation is actually a compromise formation to avert total annihilation, that is to say, suicide. In this sense it represents a victory, even though sometimes a costly one, of the life-instinct over the death-instinct",* p. 250

Pattison und Kahan versuchten damit DSH als Syndrom zu etablieren, eine Idee, die sich auch bei Walsh (2006) (s. unten) und Muehlenkamp (2005) wiederfindet. Gemäß Letzterer sprechen vor allem das Vorhandensein eines deutlichen Symptommusters, ein definierter Beginn, bekannte Risikofaktoren und Vorläufer, ein bekannter Verlauf, bekannte Comorbiditäten, sowie eine klare Abgrenzung vom Suizid für die Anerkennung eines eigenständigen Syndroms, und die Forderung nach Aufnahme in die nächsten Auflage des DSM (Muehlenkamp 2005)

Neben diesem syndromalen Ansatz begann in den frühen 90er Jahren mit den zahleichen Phänomenbeschreibungen und Definitionsversuchen auch eine Begriffsvielfalt, die bis heute verwirrend erscheint und wissenschaftliche Recherchen mitunter deutlich erschwert, da sich neben den geläufigen Begriffen wie *„Self-Injury"* (SI), bzw. *„Self-injurious Behavior"* (SIB) und *„Deliberate Self-harm"* (DSH), auch *„Self-mutilation", „Automutilation", „Parasuicide", „Suicide gesture", „Self wounding", „Deliberate self-damage", „Deliberate self-injury", „Self-cutting", „Self-harm", „Autoagressive Behavior"* und- in den letzten zwei Jahren häufiger verwendet- *„Nonsuicidal Self-injury"* (NSSI) finden (Laye-Gindhu & Schonert-Reichl 2005; Skegg 2005; O´Carroll et al. 1996; Nock & Kessler 2006). Dieser Reichtum an Formulierungen hat dazu geführt, dass gegenwärtig 33 Bezeichnungen für das Phänomen Selbstverletzendes Verhalten im angloamerikanischen Sprachraum existieren (Muehlenkamp 2005).

Es lohnt daher sich mit der Entstehung jener Begriffe auseinanderzusetzen, die in der Literatur am häufigsten gebraucht werden, deren Definitionen nebeneinander zu stellen um im Anschluß den Begriff des „Selbstverletzenden Verhaltens" - wie er hier Verwendung finden soll - einzugrenzen.

Einen wesentlichen und bis heute vielfach verwendeten Beitrag zur Begriffsdefinition von selbstverletzendem Verhalten (hier bezeichnet als „Self-mutilation") lieferte Favazza 1992, mit seiner Definition, die er bis 1998 weiterentwickelte. Er unterschied drei Formen der freiwilligen, nichtsuizidalen Beschädigung des eigenen Körpergewebes (*"Deliberate, nonsuicidal destruction of one's own body tissue")*: einerseits selten auftretende schwerwiegende Verletzungen, wie etwa Enucleationen oder Kastrationen im Rahmen von Psychosen oder Intoxikationen, andererseits stereotype Formen wie Kopfaufschlagen etc. im Rahmen von neurologischen Erkrankungen oder tiefgreifenden Entwicklungsstörungen. Als dritte, oberflächliche bzw. moderate Form der Selbstverletzung definierte er zwanghafte Phänomene wie Trichotillomanie und das Zupfen der Haut sowie episodisches Schneiden und Verbrennen. Ähnliche Definitionen finden sich auch bei anderen Autoren. So beschreiben Winchel & Stanley (1991) diese Verhaltensweisen sehr ähnlich[5], ebenso wie Simeon (1992)[6] und Pies & Popli (1995)[7].

In aktuellen Arbeiten (Lloyd-Richardson et al. 2007; Muehlenkamp & Gutierrez 2007; Nock et al. 2008; Jacobson & Gould 2007) findet sich zunehmend der Begriff der „Nicht-suizidalen Selbstverletzung" *("Nonsuicidal Self-injury"; NSSI).*
Unter NSSI ist nach Lloyd-Richardson et al. (2007) eine „freiwillige, direkte Zerstörung oder Veränderung des Körpergewebes ohne suizidale Absicht" zu verstehen und NSSI sei „sozial nicht akzeptiert, direkt, repetitiv und führt zu kleinen oder moderaten Schädigungen." Auch in dieser Definition spiegelt sich eine klare Differenzierung zum Suizidversuch wider.
In der deutschsprachigen Literatur findet sich dieses Konzept bei Nitkowski & Petermann (2009), die selbstverletzendes Verhalten als *„funktionell motivierte, direkte und offene Verletzungen des eigenen Körpers"* definieren, *„die nicht sozial akzeptiert sind und ohne Suizidabsicht vorgenommen werden."*

In Abgrenzung dazu muß die Definition selbstverletzenden Verhaltens im Rahmen von *„Deliberate Self Harm"* gesehen werden. In der aktuellen Auffassung (etwa in der Klassifikation der CASE Gruppe) werden darunter Verhaltensweisen verstanden, die selbstschädigend sind, wie eben auch das Schlucken von Tabletten, das Springen von Höhen, etc., wobei die Abgrenzung zu suizidalem

---

[5] *"We propose that self-injurious behavior be defined as the commission of deliberate self harm to one's own body. The injury is done to oneself, without the aid of another person and the injury is severe enough for tissue damage (such as scarring) to result. Acts that are committed with conscious suicidal intent or are associated with sexual arousal are excluded."*
[6] *„Self-mutilation is defined as deliberate harm to one´s own body resulting in tissue damage, without a serious intent to die."*
[7] *„We use the term self- injurious behavior (SIB) to describe any intentional act that results in organ or tissue damage to the individual, regardless of motivation or „mental state."*

Verhalten hier nicht oder nur unzureichend vorhanden ist. (Hawton et al. 2002, Hawton et al. 2007, Madge et al. 2008)
Dies schließt sowohl selbstverletzende als auch suizidale Handlungen ein, was umso erstaunlicher erscheint, als die eigentlichen Autoren, die das „Deliberate Self-Harm Syndrome" erstmals definierten, das „Deliberate Self-Harm Behavior" vom „Suicidal Behavior" unterschieden und ein abgestuftes Modell vorschlugen (s. oben: Pattison & Kahan 1983). In Publikationen aus Großbritannien wird „Deliberate Self-harm" oder „Self-harm" gegenwärtig ohne Rücksicht auf die zugrundeliegende Intention genutzt, während in den nordamerikanischen Publikationen darauf Wert gelegt wird, dass die unter diesem Begriff beschriebenen Verhaltensweisen ohne suizidale Intention begangen werden (Skegg 2005).

Ebenfalls häufig findet sich in der Fachliteratur der Begriff „parasuicide", der selbstschädigende Handlungen beschreibt und eng angelehnt an das DSH Konzept verwendet wird. Eine viel verwendete Definition hierzu findet sich etwa bei Platt et al. (1992) im Rahmen der „WHO/ EURO multicenter study on parasuicide"[8]. Es muß beachtet werden, dass im Begriff des *"parasuicide"* bei anderen Autoren auch andere Entitäten aufgehen. Linehan (1986) beschreibt hier etwa drei Kategrorien: *„suicide attempts"*, *„ambivalent suicide attempts"* und *„nonsuicidal self-injury"*.
Auch hier sind die Grenzen zum Suizid fließend, eine Grenze, die aber gezogen werden sollte, gibt es doch inzwischen genügend Anhaltspunkte dafür, dass selbstverletzendes Verhalten und suizidales Verhalten als unterschiedliche Entitäten anzusehen sind, die nicht zuletzt anhand des „intent to die" unterschieden werden können. (Nock & Kessler 2006; O´Carroll et al. 1996; Rodham et al. 2004; Muehlenkamp 2005; Walsh 2006; Stanley et al. 2001).

---

[8] „Parasuicide was defined as „an act with nonfatal outcome, in which an individual deliberately initiates a non-habitual behaviour that, without intervention from others, will cause self-harm, or deliberately ingests a substance in excess of the prescribed or generally recognized therapeutic dosage, and which is aimed at realizing changes which the subject desired via the actual or expected physical consequences."

1.4 Selbstverletzendes Verhalten und Suizidalität

Wie zuvor beschrieben, wurde schon früh eine Unterscheidung zwischen suizdialem und selbstverletzendem Verhalten getroffen, die jedoch aktuell kontrovers diskutiert wird.
Laut Whitlock & Knox (2007) existieren unterschiedliche Meinungen bezüglich des Verhältnisses von Suizdialität und selbstverletzendem Verhalten. Zum einen wurde postuliert, dass es sich hierbei um strikt getrennte Entitäten handle (Muehlenkamp 2005), während andererseits selbstverletzendes Verhalten im Bereich der Suizidalität gesehen wird (Skegg 2005).
Gemäß Muehlenkamp (2005) läßt sich selbstverletzendes Verhalten vom Suizid anhand der Intention (Stressabbau vs. Existenz beenden), der Letalität (niedrig vs. hoch), der Chronizität (repetitiv vs. infrequent), der Methodenanzahl (mehrere vs. zumeist eine), der begleitenden Kognitionen (Hoffnung auf Erleichterung vs. suizidale Gedanken), den Reaktionen der Umwelt (Angst und Feindseligkeit vs. Anteilnahme und Besorgnis) und dem Gefühl nach dem Akt (Erleichterung vs. zumeist keine Erleichterung) unterscheiden.
Auch Walsh (2006) stellt diesbezüglich klar, dass selbstverletzendes Verhalten eher als Coping-Strategie und nicht als suizidale Handlung zu werten ist[9]. Er differenziert selbstverletzende Handlungen und Suizidversuche anhand von neun Punkten (potentielle Letalität bzw. Grad der körperlichen Schädigung, Häufigkeit des Verhaltens, Anzahl der Methoden, Ausmaß des physischen Schmerzes, Einengung der Kognitionen, Hilflosigkeit und Hoffnungslosigkeit, psychisches „Nachspiel" und das Ursprungsproblem, das zu den Handlungen geführt hat).

Im Rahmen der breit geführten Debatte um eine mögliche Steigerung suizidaler Gedanken und Impulse nach Verabreichung von Selektiven Serotonin Wiederaufnahmehemmern (SSRI) an Jugendliche, wurde deutlich, dass eine genaue Klassifikation selbstverletzender Verhaltensweisen in Abgrenzung zu tatsächlichen suizidalen Verhaltensweisen (wobei die Unterscheidung wiederum am „intent to die" festgemacht wurde) auch in der Bewertung von möglichen Medikamentennebenwirkungen sinnvoll erscheint. Die Arbeitsgruppe der

---

[9] „The most important point should be stated at the outset: Self-injury is separate and distinct from suicide. Self-injury is not about ending life but about reducing psychological distress. Self-injury is often a strangely effective coping behavior, albeit a self-destructive one" (p.3).

Columbia University um Posner, welche von der amerikanischen Zulassungsbehörde FDA beauftragt wurde die bekanntgewordenen Fälle „suizidalen" Verhaltens nach SSRI Gabe zu klassifizieren, schlug daher eine Einteilung vor, welche versucht selbstverletzendes Verhalten von suizidalem Verhalten zu trennen.

Die aktuellste Version dieser Einteilung unterscheidet dabei klar zwischen suizidalen und nichtsuizidalen Handlungen (Posner et al. 2007).

Ein vergleichbarer Ansatz findet sich auch in den aktuellen Arbeiten der Gruppe um Silverman et al. (2007).

Auch hier findet sich zuerst die Frage nach dem „intent to die". Ist diese Intention nicht vorhanden und wurden Verletzungen selbst zugefügt, die nicht (unabsichtlich) zum Tode geführt haben, so wird hier von „Self- Harm II" (s. Abb. 1) gesprochen.

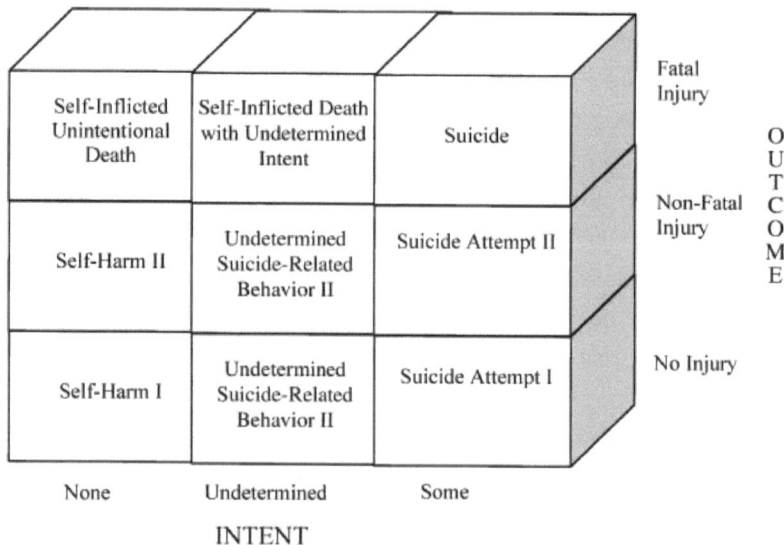

Abb. 1: Suizidale und selbstverletzende Handlungen gemäß der Einteilung von Silverman et al. (2007). Selbstverletzendes Verhalten wird als Handlung beschrieben, die ohne Intention zu sterben unternommen wird und bei der es zu einer nicht-tödlichen Verletzung kommt.

Gerade unter den Vorzeichen der aktuellen wissenschaftlichen Auseinandersetzung bezüglich der Abgrenzung zwischen Suizidalität und selbstverletzenden Verhalten, macht es also durchaus Sinn auch in der Nomenklatur diese Eindeutigkeit herzustellen, sodass der Begriff der *„Nonsuicidal Self-injury" (NSSI)* (s. oben) als bislang präziseste Würdigung dieser Debatte gewertet werden darf.

Es besteht, ungeachtet des Bedarfs einer präzisen Abgrenzung von suizidalem und selbstverletzendem Verhalten, dennoch auch die Notwendigkeit auf Gemeinsamkeiten bzw. Überlappungen dieser beiden Phänomene hinzuweisen. Whitlock & Knox (2007) argumentieren, dass zumeist selbstverletzende Handlungen ohne suizidale Absicht unternommen werden, sie jedoch als ein Signal verstanden werden müssen, dass der psychologische Stress, der zu dieser Handlung geführt hat, auch in weiterer Folge zu suizidalen Handlungen führen kann. Sie untermauerten diese These mit einer Internet Befragung von 2875 Studenten (Alter: 18-24 Jahre). Dabei bejahten 17% der Studienteilnehmer die Frage, ob sie sich bereits einmal absichtlich selbst verletzt haben und 14,7% bejahten Suizidgedanken und Suizidversuche. Es zeigte sich hier ein deutlicher Zusammenhang zwischen der Häufigkeit selbstverletzender Handlungen und Suizidalität, wobei 60% der Studenten mit selbstverletzendem Verhalten keine Suizdialität berichteten. Jene Studienteilnehmer, mit selbstverletzenden Handlungen und Suizdialität berichteten häufiger Traumaerfahrungen, höhere Stresslevel und das Vorhandensein von weniger protektiven Faktoren.
Ähnliche Befunde werden auch von Nock et al. (2006) berichtet, die in einer jugendpsychiatrischen Stichprobe (n=89) eine Überlappung zwischen selbstverletzendem und suizidalem Verhalten in dem Sinn fanden, dass Suizidversuche bei jenen Jugendlichen mit selbstverletzendem Verhalten häufiger auftraten, die sich bereits länger selbst verletzten, mehrere Methoden der Selbstverletzung ausübten und keine Schmerzen während selbstverletzender Handlungen verspürten. Demgegenüber konnte eine aktuelle norwegische Längsschnittstudie über fünf Jahre zeigen, dass das Vorliegen von selbstverletzendem Verhalten im Jugendalter das Risiko für spätere Suizidversuche nicht erhöhte (Wichstrøm 2009).

Die Studien von Whitlock & Knox (2007) und Nock et al. (2006) sind auch in Übereinstimmung mit der Theorie Joiners (2005), wonach selbstverletzendes

Verhalten im Sinne einer Habituation an Schmerzen ein Wegbereiter zum Suizid sein kann. Joiner (2005) postulierte in seiner Theorie des Suizides, dass eine Gewöhnung daran sich selbst körperlichen Schaden zuzufügen, neben einer empfundenen „Belastung" durch die eigene Existenz für andere und dem Gefühl von anderen Menschen isoliert zu sein, als einer der drei Hauptrisikofaktoren in der suizidalen Entwicklung zu sehen ist.

Unter diesem Gesichtspunkt sei die klinische und gesellschaftliche Relevanz der Beschäftigung mit diesem Thema unterstrichen, die eine wissenschaftliche Beschäftigung (und damit auch eine klassifikatorische Präzision) notwendig machen.

Im Rahmen der vorliegenden Arbeit soll selbstverletzendes Verhalten daher angelehnt an das englischsprachige NSSI Konzept und die deutschsprachige Definition durch Petermann & Winkel (2009) als
- Bewusste, freiwillige und direkte Zerstörung von Körpergewebe,
- ohne suizidale Absicht, die
- sozial nicht akzeptiert ist

definiert werden.

1.5 Funktionen selbstverletzenden Verhaltens

Bezüglich der Ursachen selbstverletzender Verhaltensweisen existieren viele Theorien. So werden in einer aktuellen Übersichtsarbeit Funktionsstörungen des Serotoninsystems, Beeinträchtigungen der Fähigkeit zur Emotionsregulation, das Fehlen von funktionalen Bewältigungsstrategien, emotionale Vernachlässigung, soziale Konflikte, traumatische Erlebnisse und Kontakt zu selbstverletzenden peers angeführt (Petermann & Winkel 2007).

Von Nock & Prinstein (2004, 2005) wurde ein Modell vorgeschlagen, dass vier Primärfunktionen selbstverletzenden Verhaltens abbildet, die entlang zweier Achsen angeordnet sind. Zum einen sind dies Kontingenzen selbstverletzenden Verhaltens, die entweder „automatisch" (bei dem Individuum selbst liegend) oder sozial sind, zum anderen eine entweder positive oder negative Verstärkung nach sich ziehen (Nock & Prinstein 2004, 2005). Daraus lassen sich vier Dimensionen selbstverletzenden Verhaltens ableiten: automatische negative Verstärkung

(ANR), automatische positive Verstärkung (APR), soziale positive Verstärkung (SPR) und soziale negative Verstärkung (SNR). Suizidversuche und Hoffnungslosigkeit zeigten sich in einer klinischen Studie an 89 jugendpsychiatrischen Patienten (Alter: 17-17 Jahre) gehäuft bei jenen Studienteilnehmern mit einer automatischen negativen Verstärkung (also bei jenen Patienten, die sich selbst verletzten, um damit einem aversiv erlebten Stimulus zu entgehen), während bei Patienten mit depressiver oder PTSD Symptomatik die automatische positive Verstärkung im Vordergrund stand (Nock & Prinstein 2005). Dieses Modell wurde auch durch eine aktuelle Studie an 94 jungen Mädchen (Alter: 10-14 Jahre) gestützt, von denen 56,4% angaben sich bereits zumindest einmal selbst verletzt zu haben (36,2% Ein-Jahres-Prävalenz). Jene Schülerinnen, die vermehrt von depressiven Gedanken berichteten, benutzten selbstverletzendes Verhalten eher im Sinne einer automatischen positiven Verstärkung, während jene Schülerinnen, die sich selbst in einer Opferrolle gegenüber ihrer peer Gruppe wahrnahmen, dazu tendierten sich aufgrund der sozialen Funktionen selbstverletzenden Verhaltens zu schädigen (Hilt et al. 2008).

In seiner Übersichtsarbeit zu den Funktionen selbstverletzenden Verhaltens berichtet Klonsky (2007) von 18 gesichteten Studien. Dabei zeigte sich übereinstimmend, dass selbstverletzendes Verhalten vor allem eine Funktion in der Affektregulation zu besitzen scheint. Dies wird gestützt durch die Beobachtung, dass in der Zusammenschau der Befunde selbstverletzendem Verhalten meist akut ein negativer Affekt vorausgeht, Erleichterung und eine Abnahme des negativen Affekts nach der Selbstverletzung spürbar werden, Selbstverletzungen am häufigsten mit der Intention negativen Affekt zu unterbrechen ausgeführt werden und sich auch durch das Ausführen von „Stellvertreter - Methoden" eine Besserung des negativen Affekts im Laborsetting abzeichnet (Haines et al. 1995).
Insgesamt ließen sich laut Klonsky (2007) sieben Funktionen selbstverletzenden Verhaltens identifizieren, die auch überlappen können (s. Tab. 2).

Tab.2: Die sieben Funktionen selbstverletzenden Verhaltens (nach Klonsky 2007)

Funktion	Beschreibung
Affektregulation	Um eine akut negative Affektlage zu erleichtern oder als aversives affektives arousal
Anti-Dissoziation	Um dissoziatives Erleben oder Depersonalisationen zu beenden
Anti-Suizid	Um den Impuls sich zu suizidieren zu ersetzen bzw. zu vermeiden oder eine Kompromissbildung zu diesem Impuls zu schaffen
Interpersonelle Beziehungen	Um seine Autonomie zu behaupten oder eine Unterscheidung zwischen einem selbst und den anderen herzustellen
Interpersonelle Beeinflussung	Um bei anderen Hilfe zu suchen oder um andere zu manipulieren
Selbstbestrafung	Um sich selber abzuwerten oder Wut gegen einen selbst auszudrücken
„Sensation-seeking"	Um Aufregung zu schaffen oder sich aufzuheitern

Auch aus dem Erwachsenenbereich gibt es Hinweise auf die Wichtigkeit der Affektregulationsfunktion. Aus einer Studie an 95 erwachsenen Patienten (Alter: 18-51, mittleres Alter: 30,4, SD: 8,1) mit einer emotional instabilen Persönlichkeitsstörung vom Borderline Typus und selbstverletzendem Verhalten wurde berichtet, dass die Befragten im Mittel 7,5 Motive für die Durchführung selbstverletzender Handlungen angaben. Dabei wurde am häufigsten die Reduktion aversiv erlebter Anspannung (51%) gefolgt von der Reduktion unangenehmer Gefühle (13%) und Selbstbestrafung (12%) als Motiv genannt (Kleindienst et al. 2008). Die Autoren kommen zu dem Schluß, dass die Beeinflussung negativer Gefühlszustände eine größere Rolle als positive Verstärkungsmechanismen spielt und weisen auf die Relevanz dieser Erkenntnisse für die Psychotherapie hin.

Unter Anwendung einer Analyse latenter Klassen (LCA) untersuchten Klonsky & Olino (2008) eine Stichprobe junger Erwachsener (n= 205, mittleres Alter: 18,5, SD= 1,2) mit mehrfach selbstverletzendem Verhalten. Dabei fanden sie unter Benutzung des auf dem Modell von Klonsky (2007) neu entwickelten „Inventory of Statements about Self-Injury" in einer exploratorischen Faktorenanalyse zwei zugrunde liegende Faktoren, die sie - gemäß dem Modell von Nock & Prinstein (2004, 2005) - als „automatisch" und „sozial" bezeichneten. Mittels Latenter–Klassen–Analyse (LCA) fand sich ein 4-Klassen-Modell mit einem hohen Entropiewert (0,91): Darunter fand sich eine Gruppe mit „experimenteller" Selbstverletzung (61% der Teilnehmenden), mit geringer Wahrscheinlichkeit sich schwerer zu verletzen und geringen Levels an sozialen und automatischen Verstärkungsmechanismen. Die zweite Klasse setzte sich aus Teilnehmern mit „mildem" selbstverletzendem Verhalten (17% der Teilnehmenden), mit einer hohen Wahrscheinlichkeit für einige Formen der Selbstverletzung (sich Beißen, sich selbst Schlagen) und einer mittelgradigen Wahrscheinlichkeit für andere Formen (wie Haut aufkratzen oder aufscheuern) und geringen Levels automatischer oder sozialer Verstärkungsmechanismen zusammen. Die dritte Klasse wurde von 11% der Teilnehmenden konstituiert und umfasste Probanden mit einer mittelmäßigen Wahrscheinlichkeit für einige (auch schwerere) selbstverletzende Verhaltensweisen (wie etwa Schneiden, Beißen, sich selbst Schlagen) und hohen Levels automatischer und sozialer Verstärkungsmechanismen. Die vierte Gruppe (10% der Teilnehmenden) umfasste Teilnehmer mit hohen Werten für automatische aber nicht soziale Verstärkungsmechanismen, einer hohen Wahrscheinlichkeit sich mittels Schneiden zu verletzen und die Selbstverletzung in Isolation durchzuführen. Die Autoren zeigten in einem Klassenvergleich, dass die zweite Klasse am frühesten mit selbstverletzenden Verhaltensweisen begonnen hatte, gefolgt von Klasse drei, eins uns vier. Eine depressive und ängstliche Symptomatik war stärker in den Klassen drei und vier ausgeprägt und der Anteil weiblicher Teilnehmer war im Klassenvergleich in der vierten Klasse erhöht. Angehörige der vierten Klasse berichteten zudem häufiger von Suizidgedanken, Suizidversuchen und hatten häufiger medizinische Hilfe nach Suizidversuchen in Anspruch genommen (Klonsky & Olino 2008).

1.6 Selbstverletzung und psychiatrische Krankheitsbilder

Selbstverletzendes Verhalten findet sich in den gängigen Klassifikationssystemen ICD-10 und DSM-IV-TR noch nicht als eigenständiges Störungsbild, sondern als Symptom bei anderen psychiatrischen Erkrankungen. Es finden sich im Zusammenhang mit selbstverletzendem Verhalten Hinweise auf psychiatrische Erkrankungen vor allem im affektiven Bereich (wie etwa Depressionen), in Zusammenhang mit (sich im späten Jugendalter entwickelnden) Persönlichkeitsstörungen und Essstörungen.

Von Garrison et al. (1993) wurde bezüglich des Risikos einer Entwicklung selbstverletzenden Verhaltens berichtet, dass Patienten mit einer schweren depressiven Episode ein 8,3 fach erhöhtes Risiko, jene mit einer spezifischen Phobie ein 8,5 fach erhöhtes Risiko und jene mit einer Zwangsstörung ein 5,3 fach erhöhtes Risiko haben, selbstverletzendes Verhalten zu entwickeln.

Besonders depressive Erkrankungen besitzen im Zusammenhang mit selbstverletzendem Verhalten große Relevanz (Skegg 2005). Bei sich selbst verletzenden Jugendlichen wurden von Jacobson & Gould (2007) Raten schwerer depressiver Episoden zwischen 41,6% und 58% berichtet, 88,9% der Jugendlichen mit selbstverletzendem Verhalten sollen die Kriterien für eine depressive Störung geringeren oder schwereren Ausprägungsgrades erfüllen. In einer aktuellen Studie bei selbstverletzenden Jugendlichen (n=44) und altersgematchten Kontrollen, zeigten sich hohe Raten an depressiven Episoden (63 % vs. 5 %), Angststörungen (37% vs. 12%) und Essstörungen (15% vs. 0%) (Hinitikka et al. 2009). Auch wurden erhöhte Werte in einem Alkoholsuchtinstrument bei selbstverletzenden Jugendlichen (Hintikka et al. 2009) sowie hohe Raten von Substanzkonsums (bei ca. 60% der Jugendlichen mit selbstverletzendem Verhalten) berichtet (Jacobson & Gould 2007).

Zum Zusammenhang zwischen Essstörungen und selbstverletzendem Verhalten, finden sich in der Literatur nur wenige Untersuchungen (Claes et al. 2001; Whitlock et al. 2006: Favazza et al. 1989), wobei aktuell vor allem ein gemeinsames Auftreten von selbstverletzendem Verhalten und Bulimia nervosa als Regulationsstrategien bei negativen affektiven Zuständen diskutiert wird (Muehlenkamp et al. 2009) .

Besondere Beachtung muß die emotional instabile Persönlichkeitsstörung vom Borderline-Typus finden, da sich im ICD-10 und DSM-IV-TR selbstverletzendes Verhalten als mögliches Symptom dieser Persönlichkeitsstörung findet. Gerade im Kindes- und Jugendalter wird die Vergabe einer Diagnose aus dem Bereich der Persönlichkeitsstörung kontrovers diskutiert, da die „Persönlichkeit" in dieser Zeit noch nicht gefestigt genug scheint um eine solche Diagnose zu rechtfertigen. So wird auch im ICD-10 empfohlen eine solche Diagnose erst nach dem 18. Lebensjahr zu vergeben, wiewohl in begründeten und deutlich manifestierten Ausnahmefällen auch ab dem 16. Lebensjahr eine Diagnosestellung erfolgen kann.

Zur Häufigkeit von emotional instabilen Persönlichkeitsstörung in kinder- und jugendpsychiatrischen Inanspruchnahmepopulationen werden Raten zwischen 37% und 51,7% berichtet, wobei jedoch darauf hingewiesen werden muß, dass daraus keine Rückschlüsse zur Häufigkeit der emotional instabilen Persönlichkeitsstörung in der jugendlichen Allgemeinbevölkerung gezogen werden können (Jacobson & Gould 2007). Aus Deutschland werden hierzu Raten von 5-11% in der jugendlichen Allgemeinbevölkerung beschrieben (Brunner et al. 2001).

Aus der erwachsenen Allgemeinbevölkerung werden Zahlen zwischen 0,8% und 2% beschrieben (Bohus & Schmahl 2007), wobei besonders auf den Umstand hingewiesen werden muß, dass durch diese Patientengruppe 30% der Gesamtkosten für stationäre psychiatrische Behandlungen im Erwachsenenbereich in Deutschland aufgewendet werden (Bohus & Schmahl 2007). Die Relevanz dieses Symptoms für die Diagnosegruppe zeigt sich in Untersuchungen, wonach 85% der Borderline Patienten selbstschädigendes Verhalten zeigen oder zeigten (Bohus & Schmahl 2007).

Ein möglicher Zusammenhang zwischen selbstverletzenden Handlungen und einer Borderline Störung dürfte vermutlich über die Achse einer erhöhten Impulsivität bestehen. So konnten Fossati et al. (2004) zeigen, dass in einer Studie an 747 Studenten vor allem erhöhte Werte in den Bereichen Impulsivität, Reizbarkeit, Groll und Schuldgefühle das Vorliegen einer Borderline Störung prädiktierten, Eigenschaften, die sich häufig auch bei Menschen mit selbstverletzenden Handlungen finden (Herpertz 1995; Berlin & Rolls 2004)

1.7 Standardisierte Diagnostik

Zur Einschätzung selbstverletzender Verhaltensweisen wurde eine Fülle von Instrumenten geschaffen, die zumeist nur in unvalidierter Form und nur selten in deutscher Fassung vorliegen. Daher soll der Focus hier vor allem auf vorhandene deutschsprachige Instrumente mit bekannten psychometrischen Eigenschaften gelegt werden um die Auswahl der Fragebögen für die im Folgenden beschriebene Schulstudie transparent zu machen.

1.7.1 Instrumente für den epidemiologischen Bereich

Der von Claes et al. (2005) vorgelegte Review zu unterschiedlichen Instrumenten ist als die bislang umfassendste Zusammenstellung englischsprachiger Instrumente im Erwachsenenbereich zu werten. Aktuell wurde eine Zusammenstellung englischsprachiger Instrumente auch für den Einsatz bei Jugendlichen veröffentlicht (Cloutier & Humphreys 2009; Heath & Nixon 2009). Dabei finden sich im Gesamtüberblick eine Vielzahl von Instrumenten, welche an Populationen unter 45 Patienten angewendet wurden (*Overt Aggression Scale Self-Inurious Behavior Questionnaire*, *Self-Injury Trauma Scale*, *Method for reporting Self-Harm*, *Parasuicide History Interview*). Zur Erfassung von Motiven werden von Claes et al. (2005) das *Firestone Assessment of Self-Destructive Thoughts* und die *Self-Injury Motivation Scale* genannt.

In eine ähnliche Richtung geht der *Motivations Underlying Self-Harm Questionnaire* von Laye-Gindhu & Schonert-Reichl (2005), der auch in einer Studie bei Jugendlichen angewendet wurde. In einem 29 items beinhaltenden Fragebogen werden auf einer 4 Punkte Skala Statements zur Motivation u.a. in den Bereichen „Selbstbestrafung", „Wut gegen sich selbst", „Anspannung", „Dissoziation" etc. abgefragt. In der zitierten Studie zeigte sich dabei in der Anwendung bei Jugendlichen (n=424) eine interne Konsistenz von Cronbachs $\alpha = 0{,}90$.

Von Fliege und Kollegen (2006), wurden standardisierte englischsprachige Instrumente ins Deutsche übersetzt und bzgl. ihrer psychometrischen Eigenschaften einer Prüfung unterzogen.

In einer Studie an 361 psychosomatischen, erwachsenen Patienten wurden das *Deliberate Self-Harm Inventory (DSHI)* von Gratz et al. (2001), der *Self-Harm Behavior Questionnaire (SHBQ)* von Gutierez et al. (2001) ebenso wie ein Fremdbeurteilungsinstrument (*Assessment Scale Self-Destruction*) untersucht.

Der in der vorliegenden Studie verwendete *SHBQ* stellt neben Fragen zu selbstverletzenden Handlungen auch Fragen zu Suizidversuchen und Suiziddrohungen.

Der Fragebogen ist in vier Abschnitte geteilt (Selbstverletzendes Verhalten, Suizidversuch, Suiziddrohung, suizidale Vorstellung), wobei je Abschnitt eine dichotome Eingangsfrage zum Vorhandensein der Verhaltensweisen gestellt wird. Bei Nichtvorhandensein kann der Ausfüllende zum nächsten Block übergehen, sodass sich für Probanden ohne selbstschädigende Handlungen sehr geringe Ausfüllzeiten und eine minimale Belastung ergeben. Insgesamt finden sich im *SHBQ* 32 Fragen, die nach positiver Beantwortung der Eingangsfrage, Frequenz, Beginn, Inanspruchnahme ärztlicher Leistungen, etc. abfragen. Während der erste Block sich exakt am Original orientiert, findet sich in der deutschen Übersetzung nach Fliege et al. (2006) in den drei letzten, suizidales Verhalten betreffenden, Blöcken statt einer offenen Fragestellung zu den Begebenheiten, welche mit dem Auftreten suizidaler Gedanken und Handlungen korrelieren, eine integrierte Liste möglicher Ereignisse. Die Originalvalidierung wurde an einer Stichprobe von 342 Studenten durchgeführt, bei hoher interner Konsistenz der vier Faktoren (Cronbachs α =0,89 bis 0,96). Mittels anderer Instrumente wurde die Stichprobe in eine suizidale und nichtsuizidale Gruppe unterteilt, welche sich in ihren *SHBQ* Werten signifikant voneinander unterschieden.

Aus der deutschen Stichprobe beschreiben Fliege et al. (2006) eine hohe interne Konsistenz für die vier Faktoren (Selbstverletzung: Cronbachs α =0,96, r=0,98; Suizidversuche: Cronbachs α =0,96, r=0,96; Suiziddrohung: Cronbachs α =0,90, r=0,93; Suizidale Gedanken: Cronbachs α =0,87, r=0,93). Im Jugendlichenbereich wird der SHBQ aufgrund seiner soliden Validierungsdaten als Screening-Instrument empfohlen (Cloutier& Humphreys 2009).

1.7.2 Instrumente für den klinischen Bereich

Zur Verlaufskontrolle im Rahmen einer psychiatrischen Behandlung bietet sich die Methode der funktionellen Verhaltensanalyse an, welche die Mechanismen der Aufrechterhaltung selbstverletzender Verhaltensweisen identifizieren und beschreiben soll.

Dies besitzt gerade im Therapieverlauf Relevanz. In standardisierter Form existiert das von Lloyd et al. (1997) entworfene *Functional Assessment of Self-Mutilation (FASM)*, welches Funktionen und Frequenz des selbstverletzenden Verhaltens beschreibt. Reliabilität und Validität bei Jugendlichen, wurden durch die Studien von Nock & Prinstein (2004, 2005) belegt. Dieser Fragebogen fand auch in einer aktuellen Prävalenzstudie an Jugendlichen in der Allgemeinbevölkerung seine Anwendung (Lloyd-Richardson et al. 2007). Eine deutsche Version ist bislang nicht vorhanden.

Eines der umfassendsten Selbstbeurteilungs-Instrumente für den klinischen Bereich, welches bislang nur bei Jugendlichen zwischen 12 und 18 Jahren Anwendung fand, stellt das *Ottawa Self-Injury Inventory (OSI)* dar, welches erstmals von Nixon et al. (2002) an einer klinischen Stichprobe verwendet wurde. Hierbei findet sich in der aktuellsten Version eine detaillierte Evaluation des Themas in 27 Fragestellungen (und zahleichen sub-items), die neben Frequenz, Beginn, Dauer und Lokalisation auch Funktionen des selbstverletzenden Verhaltens, ebenso wie die Entstehung und die Inanspruchnahme von Hilfe erhebt. Eine weitere Besonderheit dieser Skala findet sich auch in der Berücksichtigung des „Suchtcharakters", den selbstverletzendes Verhalten für manche Patienten haben kann. Aufgrund seiner Komplexität wird der OSI auch in einem aktuellen Review auf die höchste Stufe (Level 3) der Erhebung von Daten zu selbstverletzendem Verhalten gestellt mit dem Hinweis, dass der OSI aufgrund der Informationsfülle vor allem hilfreich in der individuellen Therapieplanung sein kann (Heath & Nixon 2009). Dieses umfangreiche Instrument, welches auch im Rahmen zweier ungarischer epidemiologischer Untersuchungen bei Jugendlichen seine Anwendung fand (Csorba et al. 2005, 2009), wurde im Rahmen unserer Studie eingesetzt. Dazu wurde eine Übersetzung und Reübersetzung durch einen native speaker durchgeführt (Petermann & Winkel 2005). Da zum gegenwärtigen

Zeitpunkt keine Daten zur Validität und Reliabilität vorhanden sind, bleibt der Einsatz des *OSI* momentan vor allem auf den Rahmen eines Vergleichs qualitativer Merkmale beschränkt (Plener et al. 2007).

1. 8 Prävalenz selbstverletzenden Verhaltens

Die Mehrzahl der Prävalenzdaten zu selbstverletzendem Verhalten bei Jugendlichen und jungen Erwachsenen stammen aus den USA, Großbritannien und Australien, wobei auch bei der Betrachtung dieser Daten darauf zu achten ist, NSSI und DSH Ansätze nicht zu vermengen.
Erst in den letzten Jahren finden sich auch Studien aus anderen Ländern und Kulturkreisen, diese bleiben aber weiterhin insgesamt unterrepräsentiert.

1.8.1 Studien bei Jugendlichen im Schulsetting

Die Literatur zur Prävalenz selbstverletzender Verhaltensweisen ist in den letzten Jahren sprunghaft angewachsen (s. Tab. 3). Dabei zeigen sich im Rahmen von Studien, die größtenteils in Schulstichproben unternommen wurden (mehrheitlich mit Schülern im Alter von ca. 14-16 Jahren) NSSI Raten zwischen 3,7% Lebenszeitprävalenz und 37,2% Ein–Jahres-Prävalenz. DSH Raten zwischen 3,7% Ein–Jahres-Prävalenz und einer Lebenszeitprävalenz von 18% wurden beschrieben (Plener et al. im Druck).

Aus Deutschland gibt es erst seit kurzem aktuelle Zahlen zu selbstverletzenden Handlungen von Jugendlichen aus der Heidelberger Jugendgesundheitsstudie (Brunner et al. 2007). Dabei zeigten sich in einer Stichprobe von 5759 untersuchten Jugendlichen (mittleres Alter: 14,9 Jahre, SD: 0,73) eine Ein–Jahres-Prävalenz von insgesamt 18,9% für DSH. Eine Einteilung selbstschädigender Handlungen wurde bezüglich der Häufigkeit (nie, ein- dreimal und viermal oder öfters) getroffen, wobei von 4% der Teilnehmenden repetitive selbstschädigende Handlungen beschrieben wurden. Während sich bei den gelegentlichen (ein-dreimal) selbstschädigenden Handlungen eine Geschlechtsverteilung in der Relation männlich:weiblich von ungefähr 1/3:2/3 zeigte, wurde der

Geschlechtsunterschied bei den repetitiven selbstschädigenden Handlungen (viermal oder mehr) in einem 1/4:3/4 Verhältnis noch deutlicher.

Suizidale Gedanken wurden von 14,4% der Teilnehmer beschrieben (81,9% bei Teilnehmern mit repetitivem selbstschädigendem Verhalten, 43,6% bei gelegentlichem selbstschädigenden Verhalten).

Suizdipläne wurden von 6,5% der Jugendlichen berichtet (55,4% bei Teilnehmern mit repetitivem selbstschädigendem Verhalten, 20,5% bei gelegentlichem selbstschädigenden Verhalten).

Ein Suizdiversuch in der Vergangenheit wurde von 7,9% berichtet (55% bei Teilnehmern mit repetitivem selbstschädigendem Verhalten, 26,2% bei gelegentlichem selbstschädigenden Verhalten).

Von besonderem Interesse ist die Unterscheidung in gelegentliche und repetitive Selbstschädigungen in Bezug auf zugrunde liegende und auslösende Faktoren. Während bei gelegentlichen selbstschädigenden Handlungen soziale Faktoren wie Schulversagen, gesundheitliche Probleme von Familienangehörigen, etc. stark mit selbstschädigenden Handlungen assoziiert waren, gab es keinen Zusammenhang dieser Faktoren mit repetitiver Selbstschädigung. Assoziationen gab es bei dieser wiederholten Form der Selbstschädigung eher zu Körperbildstörungen und zur Eigenwahrnehmung von Problemen, woraus die Studienautoren folgern, dass vor allem die repetitive Form der Selbstschädigung mit psychiatrischen Krankheiten verknüpft ist. (Brunner et al. 2007).

Zur Erhebung selbstverletzender Handlungen kam der YSR zum Einsatz, der in einer Frage Bezug auf selbstverletzendesVerhalten (innerhalb der letzten 6 Monate) nimmt. Die weiteren Fragen zu suizidalem und selbstverletzendem Verhalten wurden in Teilen aus der deutschen Version des Schedule for Affective Disorders and Schizophrenia for school-age children verwendet (K-SADS).

Tab. 3: Studien zur Prävalenz selbstverletzenden Verhaltens in Schulpopulationen (nach Plener et al. im Druck)

Studie	Alter in Jahren oder Schulstufe	n	12 Monats Prävalenz (%)	Lebenszeit- Prävalenz (%)	Definition
Ross & Heath (2002)	14-15	440		13,9	NSSI
Zoroglu et al. (2003)	Oberstufe	862		21,4	NSSI
Rodham et al. (2004)	15-16	6020		3,7	NSSI
Muehlenkamp & Gutierrez (2004)	14-15	390		15,9	NSSI
Csorba et al. (2005)	14-18	470		5,5	NSSI
Izutsu (2006)	14,2	477		8,4	NSSI
Muehlenkamp & Gutierrez (2007)	15,53±1,42	540		23,2	NSSI
Lloyd-Richardson et al. (2007)	15,5±1,18	633	28		NSSI
Yates et al. 2008	9.-12. Klasse	1036	37,2		NSSI
Matsumoto et al., 2008	12-17	1726		9,6	NSSI
Laukkanen et al., 2009	13-19	4205		11,5	NSSI (nur Schneiden)
Muehlenkamp et al., 2009	15,48±1,38	1393		21,4	NSSI
Patton et al. (1997)	15-16	1699	5,1		DSH
O'Sullivan (1998)	13-14	88		8	DSH
Hawton et al. (2002)	15-16	6020		13,2	DSH
Ystgaard et al. (2003)	17	4060	6,6		DSH
De Leo & Heller (2004)	15	3757		12,4	DSH
Laye-Gindhu & Schonert Reichl (2005)	15,34	424		15	DSH
Young et al (2006)	19	1258		7,1	DSH
Sourander et al. (2006)**	15	738		6,4	DSH
Sidharta & Jena (2006)	12-19	1205	6,1	18	DSH
Patton et al. (2007)	12-15	3332	3,7		DSH
Lundh et al. (2007)	15	123		13,8 repetitiv	DSH
Brunner et al. (2007)*	14,9±0,73	5759	10,9 (gelegentlich) 4 (repetitiv)		DSH
Portzky et al. (2008)+	15,5±0,8 (BE) 15,5±0,6 (NL)	4431 (BE) 4458 (NL)	7 (BE) 2,6 (NL)	10,4 (BE) 4,1 (NL)	DSH
Morey et al. 2008	15-17	3881		9,1	DSH
Nixon et al. 2008***	14-21	568		16,9	DSH

NSSI: Nonsuicidal Self-injury: selbstverletzende Handlungen ohne suizidale Intention
DSH: Deliberate Self Harm: absichtliche Selbstbeschädigung
* Studie aus Deutschland.
** Ergebnisse einer Längsschnittstudie
*** Interviews außerhalb des Schulsettings im Rahmen des Victoria Health Youth Survey
+ Vergleichsstudie zwischen Belgien (BE) und den Niederlanden (NL)

1.8.2 Studien bei Jugendlichen im klinischen Setting und in Gefängnispopulationen

Bislang gibt es wenige Daten zur Häufigkeit selbstverletzender Handlungen in klinisch psychiatrischen Populationen. Aus einer kanadischen Stichprobe berichteten Nixon et al. (2002) von 130 gescreenten kinder- und jugendpsychiatrischen Patienten. Davon berichteten 27,9% der stationär aufgenommenen Patienten und 38,5% der tagesklinischen Patienten von selbstverletzenden Handlungen. Diese Häufigkeitsraten scheinen vergleichbar mit der Stichprobe von Vivona et al. (1995), die von einer Prävalenz selbstverletzender Handlungen von 39,3% an einer kinder- und jugendpsychiatrischen Station berichtete.

Aus einer deutschen klinischen kinder- und jugendpsychiatrischen und kinderpsychosomatischen Stichprobe (n=3694), wobei die Datenerhebung zwischen den Jahren 2000 und 2003 durchgeführt wurde, berichteten Kirkcaldy et al. (2006) von der Universität Düsseldorf von einer Prävalenz selbstschädigender Handlungen von 59% bei Mädchen und 26% bei Jungen zwischen 12 und 18 Jahren. Die Daten wurden einerseits über die Basisdokumentation (Ba-Do) und andererseits über einen selbstentworfenen Fragebogen (FAPS) zu Suizidalität und selbstverletzenden Verhaltensweisen erhoben wurde. Tuisku und Kollegen (2006) berichteten eine Lebenszeitprävalenz von 13% DSH aus einer Stichprobe von 218 ambulanten kinder- und jugendpsychiatrischen Patienten.

Auch in einer Gefängnisstichprobe wurde die Prävalenz suizidaler und selbstverletzender Verhaltensweisen bei Jugendlichen erhoben. Aus einer randomisiert ausgewählten Stichprobe (n=289; entspricht 25% der Gesamtinsassen: w: 55, m: 234, Alter: 12-18 Jahre, SD: 1,5; mittleres Alter: 15,8 Jahre), gaben 12,4% einen Suizidversuch in der Vorgeschichte an. 78 der 289 Jugendlichen wurden nach einem ersten Screening psychiatrisch untersucht. Dabei zeigte sich, dass 30% dieser 78 Jugendlichen sich in der Haft selbst verletzt hatten (Penn et al. 2003).

1.9 Zielsetzung und Ableitung der Hypothesen

Ziel der hier vorgelegten Ulmer Schulstudie zu selbstverletzendem Verhalten war es:

1) die Häufigkeit selbstverletzender Handlungen in einer deutschen Schulpopulation mittels standardisierter Instrumente zu erheben. Dabei wurden selbstverletzende Handlungen gemäß Nitkowski & Petermann (2009) als *"funktionell motivierte, direkte und offene Verletzungen des eigenen Körpers"* definiert, *"die nicht sozial akzeptiert sind und ohne Suizidabsicht vorgenommen werden."* Neben der Prävalenz dieser Handlungen sollten auch Aussagen über Frequenz, Lokalisation, und stattgefundene Behandlungen getroffen werden. Ebenso sollen Aussagen zu Geschlechterverteilung, Unterschiede der Prävalenz abhängig von der Schulform und Erkenntnisse zur Stadt-Land-Verteilung gewonnen werden.
2) die erhobenen Befunde durch die Verwendung standardisierter Instrumente im Vergleich zu einer altersmäßig parallelisierten Stichprobe aus den USA (Muehlenkamp & Gutierrez, 2007) zu setzen.
3) einen Vergleich der selbst eingeschätzten Depressivität zwischen Schülern die selbstverletzendes Verhalten zeigen und jenen, die nicht selbstverletzend agieren zu ermöglichen.
4) Die Motivation zum Beginnen mit selbstverletzenden Handlungen zu untersuchen und die Funktion selbstverletzenden Verhaltens im Verlauf zu überprüfen.

Daraus ergeben sich folgende Fragestellungen und Hypothesen:

Ad 1: Hier soll als explorative Fragestellung mittels standardisierter Instrumente ein Bild zur Prävalenz selbstverletzender Handlungen gewonnen werden. Da es sich um die erste Studie dieser Form in Deutschland handelt, stehen Daten hierzu bislang aus. In der internationalen Literatur existieren widersprüchliche Angaben zur Geschlechterverteilung und bislang keine Daten zu einem Stadt – Land – Unterschied selbstverletzenden Verhaltens.

Im Speziellen sollen Unterschiede zwischen den Geschlechtern, zwischen Stadt- und Landschulen und zwischen Schulformen anhand der folgenden Hypothesen untersucht werden:

H0a: Es gibt keinen Geschlechtsunterschied in Bezug auf selbstverletzendes Verhalten.
H1a: Geschlechtsunterschiede in Bezug auf selbstverletzendes Verhalten sind vorhanden.

H0b: Es gibt keinen Geschlechtsunterschied in Bezug auf suizidales Verhalten.
H1b: Geschlechtsunterschiede in Bezug auf suizidales Verhalten sind vorhanden.

H0c: Es gibt keinen Unterschied zwischen Jugendlichen in Stadt- und in Landschulen bzgl. der Prävalenz selbstverletzender und suizidaler Handlungen.
H1c: Jugendliche in Stadtschulen weisen eine höhere Prävalenz selbstverletzender und suizidaler Handlungen auf.

H0d: Es gibt keine Unterschiede zwischen verschiedenen Schultypen in Bezug auf die Prävalenz selbstverletzender und suizidaler Handlungen
H1d: Die Prävalenz selbstverletzender und suizidaler Handlungen ist in Hauptschulen höher als in Realschulen in denen die Prävalenz ihrerseits höher als in Gymnasien ist.

Ad 2: H0: Die Jugendlichen der deutschen Stichprobe unterscheiden sich in Bezug auf Häufigkeit und Ausprägung selbstverletzender und suizidaler Verhaltensweisen nicht von einer parallelisierten Stichprobe in den USA.
H1: Die Jugendlichen der deutschen Stichprobe unterscheiden sich in Bezug auf Häufigkeit und Ausprägung selbstverletzender und suizidaler Verhaltensweisen signifikant von einer parallelisierten Stichprobe in den USA.

Ad 3: H0: Jugendliche mit selbstverletzendem und suizidalem Verhalten unterscheiden sich bezüglich ihrer Depressionswerte nicht von Jugendlichen ohne diese Verhaltensweisen.

H1: Jugendliche mit selbstverletzendem und suizidalem Verhalten weisen höhere Depressionswerte als Jugendliche ohne diese Verhaltensweisen auf.

Ad 4: Es handelt sich um eine explorative Fragestellung. Es soll versucht werden, verschiedene Motivationen selbstverletzendes Verhalten zu beginnen und fortzusetzen zu abgrenzbaren Funktionen zu gruppieren.

2. Material und Methodik

2.1 Studiendesign und Durchführung

Die Untersuchung fand an den 9. Klassen an Haupt- und Realschulen sowie Gymnasien in Ulm und dem Alb-Donau Kreis statt.
Es schien wichtig alle Schultypen zu integrieren um eine diesbezügliche Verfälschung der Prävalenzahlen zu vermeiden, da die Heidelberger Schulstudie einen Unterschied der Prävalenzzahlen abhängig von der Schulform berichtet hatte (Brunner et al. 2007).

Es wurden die 9. Klassen angesprochen, da einerseits zu diesem Zeitpunkt noch alle Schulformen verfügbar sind, andererseits man aber auch im Alter von 15 Jahren davon ausgehen kann, dass ein Großteil jener, die selbstverletzende Handlungen setzen, erfasst werden können, da aus der Literatur durchgängig ein Beginn selbstverletzender Handlungen zwischen 12 und 14 Jahren beschrieben wurde (Jacobson & Gould 2007; Ross & Heath 2002; Nixon et al. 2002). Ein Vergleich der Prävalenzraten selbstverletzenden Verhaltens im städtischen und ländlichen Bereich erschien wichtig, da aus dem Bereich der Suizidforschung bekannte Stadt- Land Unterschiede (Middleton et al. 2003), zumindest ansatzweise auch im Bereich des selbstverletzenden Verhaltens eine Rolle zu spielen scheinen (Hempstead 2006).

Die Informationen zur Studie wurden - nach Einholen der Erlaubnis des zuständigen Regierungspräsidiums, der Schulämter und geschäftsführenden Schulleiter - an alle Haupt- und Realschulen sowie Gymnasien in Ulm und dem Alb-Donau-Kreis (s. Tab. 4) ausgesandt. Dabei wurde gemäß den Angaben und mit Erlaubnis des Staatlichen Schulamtes Ulm, des Staatlichen Schulamtes Alb-Donau-Kreis sowie des Regierungspräsidiums Tübingen vorgegangen. Insgesamt erklärten sich 13 Schulen zur Teilnahme bereit.

Tab.4: Vorhandene und teilnehmende Schulen und Schüler in Ulm und dem Alb-Donau-Kreis, aufgeschlüsselt nach Schulart

Vorhandene Schulen				Teilnehmende Schulen			
	HS	RS	Gym.		HS	RS	Gym.
Ulm	10	4	6	Ulm	2	1	4
ADK	16	7	4	ADK	2	3	1

Vorhandene Schulen-Schülerzahlen (9. Klasse)				Teilnehmende Schulen-Schülerzahlen (9. Klasse)			
	HS	RS	Gym.		HS	RS	Gym.
Ulm	368	377	616	Ulm	82	106	349
ADK	917	745	488	ADK	84	388	91

HS: Hauptschule, RS: Realschule, Gym.: Gymnasium, ADK: Alb-Donau-Kreis

Die teilnehmenden Schulen konnten als Dank für ihr Engagement eine kinder- und jugendpsychiatrische Fortbildungsveranstaltung für das Lehrerkollegium aus einer Liste von 20 Themen in Anspruch nehmen. Bei Interesse einer Schule wurde ein persönlicher Kontakt mit dem Rektor und nach Möglichkeit den zuständigen Klassenlehrern hergestellt, je nach Wunsch der Schule wurde auch ein Elternabend zur Information der Elternvertreter durchgeführt. Die Zustimmung des Elternbeirates sowie des Lehrercollegiums der Schule musste vor der Durchführung gegeben sein.

Die Schüler der neunten Klassen der teilnehmenden Schulen wurden persönlich im Klassenzimmer vom Studienleiter (dem Autor der vorliegenden Arbeit) über die Studie informiert, wobei die Möglichkeit bestand Fragen zu stellen. Hierbei wurde vor allem auf die Anonymität und absolute Freiwilligkeit der Teilnahme hingewiesen. Im Anschluß an diese mündliche Information, wurde schriftliches Informationsmaterial ausgeteilt, wobei es hierbei separate Informationsschreiben für Kinder und Erziehungsberechtigte gab. Im Anschluß an die jeweiligen Informationsschreiben waren die Einverständniserklärungen zur Teilnahme an der Studie beigefügt, wobei separate Einverständniserklärungen für die Erziehungsberechtigten und die Teilnehmenden zu unterfertigen waren.

Die Untersuchung selbst fand im jeweiligen Klassenverband im Zeitraum von einer Woche nach Austeilen der Informationsschreiben statt, wobei Fragebögen nur an freiwillig teilnehmende Schüler ausgegeben wurden, die sowohl die von ihnen selbst unterfertigte Einverständniserklärung, als auch die unterzeichnete

Einverständniserklärung der Erziehungsberechtigten vorweisen konnten, im Sinne eines „active consent and assent".

Das Ausfüllen der Fragebögen nahm zwischen 30 und 45 Minuten in Anspruch, wobei der Studienleiter während der gesamten Zeit im Raum war um das Ausfüllen zu beaufsichtigen und für etwaige Fragen zur Verfügung zu stehen. Die Eingabe der Daten erfolgte durch den Studienleiter persönlich.

2.2 Verwendete Instrumente

Für die Durchführung dieser Studie ergab sich die Notwendigkeit die Häufigkeit und Frequenz des selbstverletzenden Verhaltens möglichst valide abzubilden und es in Relation zu internationalen Daten stellen zu können. Aus diesem Grund wurde von uns (mit Erlaubnis von Gutierrez und Fliege) die validierte deutschsprachige Version des SHBQ angewendet, die in einer leicht veränderten Form bereits in einer relativ großen Schulstudie (n=390) erfolgreich eingesetzt worden war (Muehlenkamp & Gutierrez 2004) und auch kurz vor Beginn unserer Untersuchung in einer Studie an amerikanischen high schools in einer ca. gleich großen und gleich alten Stichprobe eingesetzt worden war (Muehlenkamp & Gutierrez 2007). Da darüber hinaus jedoch eine noch eingehendere Untersuchung nach Funktionen, Lokalisationen, Auslöser und erfolgreicher Coping Strategien sinnvoll erschien (da bislang hierzu keine Daten aus einer jugendlichen deutschen Population existieren) fiel die Wahl - mit Erlaubnis der Autoren des Originalinstrumentes - auf den OSI, der in einer übersetzten und- in Kooperation mit der Universitätsklinik Frankfurt- reübersetzten Version diese Fragestellungen am besten abdeckt. Der OSI, welcher auch aktuell Anwendung in Schulstichproben in Ungarn, der Schweiz und Österreich gefunden hatte, wird nach Abschluss dieser Studien zudem auch die Möglichkeit eines Datenvergleichs auf mitteleuropäischer Ebene bieten.

Um die in den internationalen Studien gebräuchliche Einschätzung vorliegender depressiver Parameter zu ermöglichen, wurde zusätzlich die *Allgemeine Depressionsskala (ADS)* (Hautzinger & Bailer 1993) mitgeführt. Dabei handelt es sich um die deutsche Version des amerikanischen *CES-D (Center for Epidemiological studies- Depression Scale)* (Radloff 1977). Die Validität dieses Instrumentes wurde sowohl bei Erwachsenen (Ensel 1986; Matschinger et al.

2000; Wong 2000), als auch bei Jugendlichen (Meyer & Hautzinger 2001; Garrison et al. 1991) sowohl in der englischsprachigen als auch in der deutschen Fassung mehrfach unter Beweis gestellt. In der vorliegenden Studie wurde eine um Manie- Items erweiterte validierte Version des ADS verwendet (Meyer & Hautzinger 2001). Die ADS besteht aus 20 items, die anhand einer Skala je nach Auftretenshäufigkeit zwischen 0 („selten oder nie") und 3 („meistens") beurteilt werden sollen. Der erweiterte Fragebogen umfasst zusätzlich neun Fragen zu (hypo)manischer Symptomatik. Der Mittelwert lag in der von Meyer & Hautzinger (2001) untersuchten Stichprobe bei 15,4, die internen Konsistenzen erwiesen sich mit Werten von Cronbachs α über 0,80 als vergleichbar mit einer erwachsenen Validierungsstichprobe (Hautzinger & Bailer 1993).

2.3 Ethische Fragestellungen

Da im Rahmen dieser Untersuchung Fragen zu selbstverletzenden Handlungen, ebenso, wie zu suizidalen Verhaltensweisen gestellt wurden, war ein „Sicherheitsnetz" notwendig, da die Befragung selbst anonym erfolgte und Schüler mit erhöhtem suizidalen Risiko anhand der Fragebögen zwar detektiert, aber nicht zugeordnet werden konnten. Da jedoch gerade die Anonymität essentiell für die Befragungsqualität und die Vermeidung sozial erwünschter Beantwortung ist (Safer 1997; Evans et al. 2005), wurde der Weg gewählt, den freiwillig teilnehmenden Probanden zusätzlich zu den in Umschlägen überreichten Fragebögen ein zweites Kuvert zu überreichen.
Dieses enthielt zum einen eine Karte mit Kontaktdaten (Telephonnummer, Sprechstundenzeiten, e-mail Adresse) des Studienleiters, zum anderen eine „Hilfe" Karte (vergleichbar dem von Laye-Gindhu & Schonert-Reichel (2005) angewandten „Referral form"), die die Jugendlichen nutzen konnten um (separat von den ausgefüllten Fragebögen unter Wahrung der Anonymität) sich im Falle einer persönlichen Betroffenheit und eines bestehenden Hilfewunsches an den Studienleiter zu wenden. Dies schien aus ethischer Sicht am vertretbarsten, da damit ein relativ niederschwelliger Zugang zu etwaig benötigter psychiatrischer Hilfe ermöglicht wurde und damit die Zugangs-„Barrieren", die bei Adoleszenten mit selbstverletzendem oder suizidalem Verhalten als sehr hoch wahrgenommen werden, vermindert wurden.

Das Risiko einer „Traumatisierung" (in dem Sinne, dass etwa selbstverletzendes Verhalten durch Ausfüllen eines Fragebogen getriggert wird) durch eine solche Form der Untersuchung, muss ernst genommen werden, darf aber letztlich als sehr gering eingeschätzt werden.

Nicht zuletzt vor dem Hintergrund der überbordenden medialen Präsenz des Themas in Fernsehen, Jugendzeitschriften, Musik und dem Internet, musste davon ausgegangen werden, dass der "Erstkontakt" mit selbstverletzenden Handlungen nicht im Rahmen der vorliegenden Studie erfolgte, sondern in weitaus unreflektierterer Art und Weise. Zudem konnte Gould (2005) zeigen, dass die Befragung von Jugendlichen per Fragebogen im Klassenverband zu suizidalem Verhalten (hier im Rahmen des großen TeenScreen® Programms der Columbia University, NY), per se kein suizidales Verhalten generiert, von Betroffenen jedoch als entlastend wahrgenommen wird und das Suizidrisiko bei „high-risk" (für Suizid) Teilnehmern senkte, ein Faktum, welches auch aktuell Friedman (2006) in seinem Plädoyer für Screening Untersuchungen herausstrich.

Das Studiendesign erhielt ein positives Votum der Ethikkommission der Universität Ulm.

2.4 Datenaufbereitung und Statistische Auswertung

Die Dateneingabe erfolgte mittels MS-Excel, die statistische Auswertung mit Hilfe von SAS Version 9.1.3 (SAS Institute Inc., Cary, NC, USA). Fehlende Rohwerte werden in der Folge als „missing" beschrieben. Zur Auswertung der ADS wurden nur Fragebögen ohne fehlende Rohwerte herangezogen. Die Rohdaten wurden auf Plausibilität und Eingabefehler geprüft. Offensichtlich unglaubwürdige Angaben (wie etwa das Ankreuzen aller möglichen traumatischen Erlebnisse auf allen Bögen) führten zum Auschschluß des Teilnehmers (s. Abb. 2).

Die Stichprobenbeschreibung erfolgte mitttels deskriptiver Statistik. Unterschiede zwischen zwei Gruppen wurden mit t-Tests analysiert und kategoriale Variablen mittels $\chi 2$ - Test. Hierbei wurde ein Signifikanzniveau von 5 % angenommen. Unterschiede zwischen Gruppen selbstverletzender und suizidaler Verhaltensweisen (NSSI, NoSH, SA, NSSI+SA) wurden mittels einer Varianzanalyse (ANOVA) überprüft. Zur Auswertung der Funktionen selbstverletzenden Verhaltens wurde eine exploratorische Fakorenanalyse mit Promax Rotation gerechnet um zugrunde liegende latente Faktoren zu identifizieren, die den Beginn und die Aufrechterhaltung selbstverletzenden Verhaltens bestimmen. Zur Bestimmung der geeigneten Faktorenanzahl wurde neben dem Scree-Test das Parallelanalysekriterium herangezogen (vgl. Bortz 1999). Zur Untersuchung des postulierten Modells von Klonsky & Olino (2008) wurde eine konfirmatorische Faktorenanalyse gerechnet.

3. Ergebnisse

3.1 Beschreibung der Stichprobe und Teilnahme

3.1.1 Teilnehmende Schüler

Die an der Untersuchung teilnehmenden Schulen beherbergten im Schuljahr 2006/ 2007 1100 SchülerInnen der 9. Klasse (31,33% der Gesamtschülerzahl der neunten Klassen in Ulm und dem Alb-Donau-Kreis). Von diesen waren an den Untersuchungstagen 1034 (94%) anwesend. Die restlichen Schüler fehlten laut Auskunft der Klassenlehrer und Rektoren aufgrund körperlicher Krankheit.

Von den anwesenden 1034 Schülern, erklärten sich 670 zu einer Teilnahme an der Studie bereit, was eine Teilnahmerate von 64,8% darstellt.

Alle ausgegebenen Fragebögen wurden retourniert (Rückgabequote: 100%).

Nachträglich mussten 5 Fragebögen verworfen werden. Bei einem davon wurde außer Alter und Geschlecht keine Angaben gemacht, bei vier wurden offensichtliche Falschangaben getätigt, was daraus ersichtlich wurde, dass alle items mit der höchsten Punktezahl durchgekreuzt wurden, in 2 Fällen wurde eine längsverlaufende Linie über die höchsten Punktkategorien gezogen.

Die nun folgenden Angaben beziehen sich also auf die in die Auswertung einbezogenen 665 Fragebögen (s. Abb. 2).

Die Grundgesamtheit, der sich zum Untersuchungstag in der Klasse aufhaltenden Schüler setzte sich aus 521 Schülerinnen (50,4%) und 513 Schülern (49,6%) zusammen. Bei den Teilnehmern der Studie findet sich ein Überhang an weiblichen Studienprobanden. Hier finden sich 380 Schülerinnen (57,1%) und 285 Schüler (42,9%).Die Geschlechterverteilung präsentierte sich unter den Teilnehmenden in den Schulen wie in Tab. 5 dargestellt.

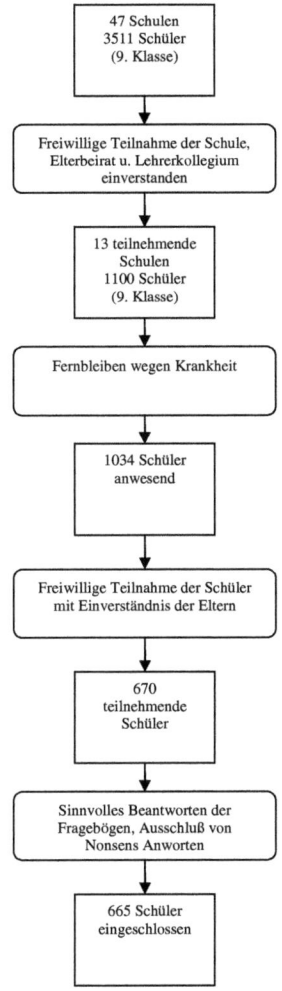

Abb. 2: Durchführung der Ulmer Schulstudie- Grundpopulation, Rekrutierung und Einschluss der Teilnehmer

Tab. 5: Teilnehmer und Geschlechterverteilung der vorliegenden Studie geordnet nach Schule und Klasse

Schule (Code)	Klasse	m (%)	w (%)
Ulm Gym. 1	A	15 (60)	10 (40)
	B	13 (39,39)	20 (60,61)
	C	14 (73,68)	5 (26,32)
Ulm Gym. 2	A	0 (0)	8 (100)
	B	2 (22,22)	7 (77,78)
	C	1 (12,5)	7 (87,5)
Ulm Gym. 3	A	2 (11,76)	15 (88,24)
	B	2 (33,33)	4 (66,67)
	C	9 (56,25)	7 (43,75)
	D	7 (35)	13 (65)
Ulm Gym. 4	A	10 (50)	10 (50)
	B	7 (41,18)	10 (58,82)
	C	10 (58,82)	7 (41,18)
	D	11 (55)	9 (45)
Ulm RS 5	A	6 (33,33)	12 (66,67)
	B	4 (44,44)	5 (55,56)
	C	2 (10)	18 (90)
	D	4 (33,33)	8 (66,67)
Ulm HS 6	A	2 (28,57)	5 (71,43)
	B	10 (50)	10 (50)
Ulm HS 7	A	2 (40)	3 (60)
ADK RS 8	A	4 (33,33)	8 (66,67)
	B	11 (47,83)	12 (52,17)
	C	9 (52,94)	8 (47,06)
	D	9 (39,13)	14 (60,87)
ADK RS 9	A	10 (55,56)	8 (44,44)
	B	7 (58,33)	5 (41,67)
	C	5 (62,5)	3 (37,5)
	D	9 (52,94)	8 (47,06)
ADK RS 10	A	12 (54,55)	10 (45,45)
	B	6 (42,86)	8 (57,14)
	C	9 (45)	11 (55)
	D	9 (39,13)	14 (60,87)
	E	8 (44,44)	10 (55,56)
ADK HS 11	A	6 (75)	2 (25)
	B	9 (69,23)	4 (30,77)
ADK HS 12	A	7 (36,84)	12 (63,16)
	B	5 (41,67)	7 (58,33)
ADK Gym.13	A	8 (40)	12 (60)
	B	7 (38,89)	11 (61,11)
	C	9 (40,91)	13 (59,09)

ADK: Alb-Donau-Kreis, HS: Hauptschule, RS: Realschule, Gym.: Gymnasium, m: männlich, w: weiblich

Die Teilnehmer der Studie wiesen einen Altersverteilung von 14 - 17 Jahren auf (mittleres Alter: 14,81; SD: 0,66).

Da von den am Tag der Untersuchung anwesenden jedoch nichtteilnehmenden Schülern aufgrund der Regelung des weisungsbefugten Regierungspräsidiums Tübingen keine Daten erhoben werden konnten, muss hier ein Vergleich des Alters entfallen. Insgesamt ist jedoch davon auszugehen, dass aufgrund des Besuches der gleichen Klassenstufe keine gravierenden Altersunterschiede vorhanden waren.

3.1.2 Rücklauf der Hilfekarten

Insgesamt wurden von den 670 ausgegebenen Hilfekarten 7 (1,04%) ausgefüllt retourniert. Dabei stellte sich eine ausgefüllte Hilfekarte als Versuch eines Scherzes heraus. Die Ausfüllenden der restlichen sechs Hilfekarten wurden ebenfalls kontaktiert. In drei Fällen war es den Ausfüllenden ein Anliegen über Mobbing in der Schule bzw. Schwierigkeiten mit einer Freundin zu sprechen. Diese Anliegen konnten telephonisch geklärt werden. Zwei Ausfüllende wollten Hilfe, um ihr selbstverletzendes Verhalten zu beenden und konnten an unsere Ambulanz angebunden werden. Eine Ausfüllende war bereits an der Klinik für Kinder- und Jugendpsychiatrie und Psychotherapie bekannt und wollte dringend einen Termin mit ihrer ambulanten Fallführenden um ein schlimmer werdendes selbstverletzendes Verhalten zu besprechen. Dieser Termin wurde arrangiert.

3.2 Prävalenz und Charakteristika selbstverletzenden und suizidalen Verhaltens

3.2.1 Daten aus dem SHBQ

Der SHBQ gliedert sich in die Bereiche:
- Selbstverletzendes Verhalten
- Suizidversuche
- Suiziddrohungen und
- Suizidgedanken

Diese einzelnen Abschnitte sollen im Detail dargestellt werden.

Selbstverletzendes Verhalten

Die Frage „*Hast Du Dich jemals absichtlich verletzt oder Dir Schmerz zugefügt?*" wurde von 100% der Studienteilnehmer beantwortet (n=665). Insgesamt 170 (25,56%) Studienteilnehmer bejahten diese Frage (m: 29,41%, w: 70,59%, χ^2: 16,86, p< 0,0001).

In einer weiteren Differenzierung wurde nach der Häufigkeit selbstverletzender Handlungen gefragt, wobei sich folgende Ergebnisse darstellten (die Prozentwerte in Klammer sind hier auf alle Studienteilnehmer, n=665, bezogen):

- 1 Mal: 44 (6,62%)
- 2 Mal: 42 (6,32%)
- 3 Mal: 21 (3,16%)
- 4 Mal oder häufiger: 63 (9,47%)

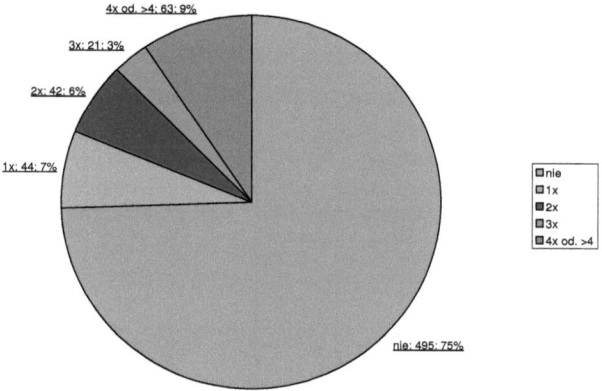

Abb.3: Verteilung der Teilnehmer ohne und mit selbstverletzendem Verhalten, geordnet nach Häufigkeit selbstverletzender Handlungen (n=665)

Befragt nach dem Beginn des selbstverletzenden Verhaltens, gaben 169 der Betroffenen Auskunft (missing: 1).

Demnach hatten im letzten Jahr vor Ausfüllen des Fragebogens 103 (m: 26, w: 77) Teilnehmer mit selbstschädigenden Handlungen begonnen, 54 (m: 17, w: 37) Teilnehmer gaben an sich vor zwei bis drei Jahren zum ersten Mal verletzt oder Schmerzen zugefügt zu haben, sieben (m: 3, w: 4) taten dies vor vier bis fünf Jahren und fünf (m: 4, w: 1) vor sechs Jahren oder noch früher.

Bezüglich des Fortbestehens des selbstverletzenden Verhaltens, gaben 161 jener Teilnehmer mit selbstschädigenden Handlungen (missing: 9) Auskunft.

Demnach haben sich 132 Teilnehmer zuletzt in den vergangenen 12 Monaten absichtlich verletzt oder Schmerzen zugefügt (m: 39, w: 93) und 29 Teilnehmer vor ein bis zwei Jahren (m: 8, w: 21).

98 (m: 18, w: 80) jener Teilnehmer, die von selbstverletzendem Verhalten berichteten, gaben an, mit jemandem über ihre Handlungen gesprochen zu haben, 72 (m: 32, w: 40) hätten dies nicht getan, wobei sich hier ein signifikanter Gechlechtsunterschied ($\chi 2$: 13,59, p= 0,0002) in dem Sinne beschreiben lässt, dass Mädchen häufiger über ihre selbstverletzenden Handlungen sprechen, was gerade im Hinblick auf das „Contagion" Phänomen (s. Diskussion) einen beachtenswerten Befund darstellt.

Auf die Frage, ob nach den selbstverletzenden Handlungen ein Arzt benötigt worden wäre, stimmen acht (m: 3, w: 5) der befragten Teilnehmer mit selbstverletzendem Verhalten zu, während 162 (m: 47, w: 115) Teilnehmer diese Frage verneinen.

Suizidversuche

Als zweite Untergruppe werden im SHBQ Suizidversuche erfasst. Hierbei zeigten sich zu den Fragen nach Vorkommen, Art und Todeswunsch die in Tab. 6 präsentierten Antworten (n=664, 1 missing= 0,15%).
Auch in diesem Bereich überwiegen die weiblichen Studienteilnehmer. Unter jenen, die dieses item bejaht haben, findet man 69,77% weibliche Probanden im Vergleich zu 30,23% männlichen Probanden. Der Geschlechtsunterschied ist hier nicht signifikant. ($\chi 2$: 2,95, p= 0,0857, OR: 1,79).

Befragt nach der Häufigkeit der Suizidversuche, gaben die 43 Betroffenen folgende Antworten:
- Ein Mal: 26 (m: 9, w: 17)
- Zwei Mal: 12 (m: 2, w: 10)
- Drei Mal: 1 (m: 1, w: 0)
- Mehr als drei Mal: 4 (m: 1, w: 3)

Tab. 6: Häufigkeit und Art der von den Teilnehmern geschilderten Suizidversuche (n=664)

Frage	ja	nein	ja w	ja m	nein w	nein m
Hast Du je versucht Dir das Leben zu nehmen?	43	621	30	13	350	271
Wie hast Du versucht Dir das Leben zu nehmen?						
Einnahme einer Substanz < 10 Tbl.	5		4	1		
Einnahme einer Substanz > 10 Tbl.	5		4	1		
Einnahme v. 2 od. >2 Substanzen	1		1	0		
Direkte körperliche Verletzung	16		10	6		
Sich erhängen, ersticken, Waffeneinsatz od. Unfall	14		10	4		
Wolltest Du wirklich sterben?	30	12	23	7	7	5

Auf die Frage, wann der letzte Suizidversuch unternommen wurde, antworteten 42 Betroffene (missing: 1), 19 (m: 4, w: 15), dass dies im vergangenen Jahr geschehen sei, 11 Teilnehmer (m:3, w:8), dass der letzte Selbstmordversuch ein bis zwei Jahre zurückliege und 12 (m:6, w:6) Teilnehmer, dass seither schon über zwei Jahre vergangen seien.

Fünf (m: 1, w: 4) der 43 Betroffenen geben an nach einem Selbstmordversuch medizinische Behandlung benötigt zu haben, 38 (m:12, w:26) verneinten dies.
Die in der deutschen Version des SHBQ (Fliege et al. 2006) integrierten traumatischen Erlebnisse, die belastende Ereignisse innerhalb der letzten sechs Monate vor dem Suizidversuch erheben sollen, sind in Tab. 7 dargestellt:

Tab. 7: Traumatische Ereignisse, die Teilnehmer sechs Monate vor einem angegeben Suizidversuch erlebt hatten (n=43)

Trauma	ja	nein
Schwerer Unfall, Feuer oder Explosion	4	39
Naturkatastrophe	2	41
Gewalttätiger Angriff durch jemandem aus dem Familien- oder Bekanntenkreis	7	36
Gewalttätiger Angriff durch fremde Person	5	38
Sexueller Angriff durch jemandem aus dem Familien- oder Bekanntenkreis	5	38
Sexueller Angriff durch fremde Person	3	40
Kampfeinsatz im Krieg oder Aufenthalt im Kriegsgebiet	0	43
Sexueller Kontakt im Alter von unter 18 Jahren mit einer Person, die mindestens fünf Jahre älter war	7	36
Gefangenschaft	0	43
Folter	1	42
Lebensbedrohliche Krankheit	2	40
Anderes traumatisches Ereignis	20	23

Suiziddrohungen

Die Frage, ob die Jugendlichen jemals damit gedroht hätten sich selbst zu verletzen oder sich umzubringen wurde von 661 Teilnehmern beantwortet (missing: 4, 0,6%).
104 Jugendliche (15,64% der Grundgesamtheit von 665) bejahten diese Frage.
Hierbei zeigte sich in Bezug zum Geschlecht ein signifikanter Unterschied. Die Frage wurde von 76 Mädchen im Vergleich zu 28 Jungen positiv beantwortet ($\chi2:12,50$, p=0,0004, OR: 2,28).

Befragt danach, mit welcher Form der Selbstschädigung/ Suizids gedroht wurde, gaben 103 der 104 Betroffenen (missing: 1) folgende Angaben:
- Einnahme einer bestimmten Substanz: 15 (m: 5, w: 10)
- Selbstverletzung: 43 (m: 9, w: 34)
- Schwerer Unfall: 13 (m: 5, w: 8)
- Eine andere todbringende Tat: 32 (m: 9, w: 32)

Die meisten der 103 (missing: 1) Betroffenen, gaben an lediglich ein- bis zweimal eine solche Drohung getätigt zu haben (ein- bis zweimal: 71 [m: 20, w: 51], drei- bis viermal: 23 [m: 3, w: 20], viermal oder öfter: 9 [m: 5, w: 4]).
Die Frage nach dem Beginn dieser Drohungen wurde ebenfalls von 103 Teilnehmenden beantwortet (missing: 1). Dabei gaben 55 Teilnehmer (m: 20, w: 35) an, zum ersten Mal im letzten Jahr gedroht zu haben, 35 (m: 5, w: 30) gaben an vor zwei bis drei Jahren damit gedroht zu haben, acht (m: 1, w: 7) hatten dies vor vier bis fünf Jahren zum ersten Mal getan und bei fünf Teilnehmern (m: 2, w: 3) war diese Drohung vor sechs Jahren oder länger erfolgt.

Befragt nach dem letzten Zeitpunkt, an dem die Drohung sich selbst zu schädigen bzw. sich zu suizidieren getätigt wurde, gaben ebenfalls 103 Befragte Auskunft (missing: 1). Dabei gaben 73 (m: 20, w: 53) an, dass dies im letzten Jahr der Fall gewesen sei, bei 12 (m: 2, w: 10) sei dies vor ein bis zwei Jahren geschehen, während bei 18 (m: 6, w: 12) dies schon über zwei Jahre zurückliege.
Auch in diesem Bereich wurde die Frage gestellt, welche belastenden Ereignisse in zeitlichem Zusammenhang (innerhalb der letzten sechs Monate) mit der

Drohung sich selbst zu verletzen bzw. Selbstmord zu begehen vorhanden waren (s. Tab. 8). 100 der 104 Betroffenen (missing: 4) beantworteten diese Frage.

Tab. 8: *Traumatische Ereignisse, die Teilnehmer sechs Monate vor einer getätigten Suiziddrohung erlebt hatten (n=100)*

Trauma	ja	nein
Schwerer Unfall, Feuer oder Explosion	12	88
Naturkatastrophe	8	92
Gewalttätiger Angriff durch jemandem aus dem Familien- oder Bekanntenkreis	13	87
Gewalttätiger Angriff durch fremde Person	3	97
Sexueller Angriff durch jemandem aus dem Familien- oder Bekanntenkreis	2	98
Sexueller Angriff durch fremde Person	5	95
Kampfeinsatz im Krieg oder Aufenthalt im Kriegsgebiet	0	100
Sexueller Kontakt im Alter von unter 18 Jahren mit einer Person, die mindestens fünf Jahre älter war	10	90
Gefangenschaft	1	99
Folter	1	99
Lebensbedrohliche Krankheit	4	96
Anderes traumatisches Ereignis	55	45

Befragt nach dem damals vorhandenen Wunsch sterben zu wollen, gaben von 103 Teilnehmern (missing: 1) 44 Betroffene (m: 10, w: 34) an, dass sie zum Zeitpunkt der Drohung tatsächlich sterben wollten, während 59 (m: 18, w: 41) dies verneinten.

Suizidgedanken

Die Frage nach Suizidgedanken wurde von 656 Teilnehmern beantwortet (missing: 9= 1,35%). 239 (35,94% der Grundgesamtheit von 665) Teilnehmer gaben an darüber gesprochen oder nachgedacht zu haben sich das Leben nehmen zu wollen. Auch in dieser Fragestellung zeigt sich ein deutlicher Überhang weiblicher Studienteilnehmer unter jenen, die dieses Item bejahten (m: 72, w: 167, χ^2: 24,23, p<0,0001, OR: 2,31).

226 Teilnehmer (missing: 13) beantworteten die Frage, über welche Form des Suizidversuches sie nachgedacht oder gesprochen hatten wie folgt:

- Einnahme einer bestimmten Substanz: 47 (m: 6, w: 41)
- Selbstverletzung: 68 (m: 17, w: 51)
- Schwerer Unfall: 35 (m: 14, w: 21)
- Eine andere todbringende Tat: 76 (m: 33, w: 33)

Die in der Suizidalitätsabklärung wichtige Angabe, ob Pläne bzgl. eines Suizidversuches bestanden hätten, wurde von 231 (missing: 8) Teilnehmern beantwortet, wobei 102 (m: 37, w: 65) der Teilnehmenden diese Frage bejahten, und 129 (m: 33, w: 96) verneinten. Nach konkret durchgeführten Vorbereitungen eines Suizidversuches befragt, antworteten 229 der Betroffenen (missing: 10). Dabei gaben 41 Teilnehmer (m: 11, w: 31) an, dass sie schon einmal konkrete Vorbereitungen unternommen hätten, während solche von 188 Teilnehmern (m: 59, w: 129) verneint wurden. 230 (missing: 9) beantworteten die Frage, ob sie sich eine Reaktion der Hinterbliebenen in Zusammenhang mit ihren Suizidgedanken vorgestellt hätten. 189 Teilnehmer (m: 56, w: 133) verneinten dies, während die Frage von 41 Teilnehmern (m: 14, w: 27) bejaht wurde.

Die Frage nach im zeitlichen Zusammenhang stehenden traumatischen Lebensereignissen wurde von denselben 226 Teilnehmern (missing: 13) beantwortet (s. Tab. 9).

Tab. 9: *Traumatische Ereignisse, die Teilnehmer sechs Monate vor dem Auftreten suizidaler Gedanken erlebt hatten (n=226)*

Trauma	ja	nein
Schwerer Unfall, Feuer oder Explosion	25	201
Naturkatastrophe	20	206
Gewalttätiger Angriff durch jemandem aus dem Familien- oder Bekanntenkreis	30	196
Gewalttätiger Angriff durch fremde Person	19	207
Sexueller Angriff durch jemandem aus dem Familien- oder Bekanntenkreis	7	219
Sexueller Angriff durch fremde Person	13	213
Kampfeinsatz im Krieg oder Aufenthalt im Kriegsgebiet	2	223
Sexueller Kontakt im Alter von unter 18 Jahren mit einer Person, die mindestens fünf Jahre älter war	17	209
Gefangenschaft	1	225
Folter	2	223
Lebensbedrohliche Krankheit	18	208
Anderes traumatisches Ereignis	125	99

Schulvergleich

Betrachtet man die Daten zu selbstverletzenden und suizidalen Handlungen im Vergleich der drei untersuchten Schulformen (s. Tab. 10), finden sich keine signifikanten Abweichungen im Bereich der selbstverletzenden Handlungen sowie der Suizidversuche, wobei hier jeweils (mit Ausnahme des Bereiches der Suiziddrohungen) tendenziell eine höhere Prävalenz dieser Ereignisse in den Hauptschulen zu finden ist.

Vergleich Stadt- Land

Wenngleich die direkte Vergleichbarkeit durch die Verzerrung nichtteilnehmender Schulen leidet, soll hier ein Stadt Land Vergleich unter dieser genannten Einschränkung versucht werden (s. Tab. 10).

Tab. 10: Einteilung der Ergebnisse gemäß den vier Untergruppen des Self Harm Behavior Questionnaire (SHBQ) geordnet nach Schulform und im Stadt-Land-Vergleich

Handlung (nach SHBQ)	Gym. (%)	RS (%)	HS (%)	p	χ2	Ulm (%)	ADK (%)	p	χ2
Selbstverletzende Handlungen	50 (21,28)	74 (25,87)	46 (31,94)	0,07	5,36	89 (27,3)	81 (23,89)	0,31	1,01
Suizidversuche	11 (4,68)	20 (7,02)	12 (8,33)	0,33	2,21	24 (7,36)	19 (5,62)	0,36	0,83
Suiziddrohungen	29 (12,34)	51 (18,02)	24 (16,78)	0,19	3,28	46 (14,15)	58 (17,26)	0,27	1,20
Suizidgedanken	78 (33,19)	107 (38,21)	54 (38,30)	0,44	1,66	113 (34,88)	126 (37,95)	0,41	0,67

SHBQ: Self Harm Behavior Questionnaire, Gym.: Gymnasium, RS: Realschule, HS: Hauptschule, ADK: Alb-Donau-Kreis

Hierbei zeigt sich, dass in allen vier Kategorien zwischen Stadt und Land keine statistisch signifikanten Unterschiede existieren.

Traumatische Ereignisse

Die Erfassung traumatischer Ereignisse findet sich im SHBQ lediglich in den Unterkategorien zu Suizidversuchen, Suiziddrohungen und suizidalen Gedanken und fragt nach traumatischen Ereignissen, die sechs Monate vor den beschriebenen Handlungen (und in Bezug zu den Handlungen) aufgetreten sind. Durch die Struktur des SHBQ ist diese Frage auch nur von jenen Teilnehmern zu beantworten, die Suizidversuche oder Suiziddrohungen unternommen haben, bzw. Suizidgedanken gehabt haben. Eine Aussage über mit selbstverletzenden Handlungen in Bezug stehende traumatische Ereignisse ist daher nicht möglich, ebenso wenig wie eine Aussage über traumatische Erlebnisse, welche vor den gefragten sechs Monaten vor einer suizidalen Handlung stattgefunden haben.

Von den 43 Jugendlichen, die einen Suizidversuch unternommen hatten, gab die Mehrzahl an ein oder mehrere traumatische Ereignisse bis zu 6 Monate vor dem Suizdversuch erlebt zu haben. Auch von jenen 192 Jugendlichen mit Suizidgedanken (jedoch ohne Suiziversuch) wurden in der Mehrzahl der Fälle traumatische Ereignisse beschrieben. Es zeigte sich, dass es zu Mehrfachnennungen vor allem im Bereich gewalttätiger und sexueller Übergriffe in beiden Gruppen kam (Tab. 11).

Jugendliche mit einem Suizidversuch in der Vorgeschichte gaben signifikant häufiger traumatische Belastungen an als Jugendliche mit Suizidgedanken ohne Suizidhandlungen ($\chi2=12,21$, p= 0,002).

Tab. 11: *Traumatische Ereignisse bei Teilnehmern mit Suizidgedanken, jedoch ohne Suizidversuche (n=192) und bei Teilnehmern mit früheren Suizidversuchen (n=43) innerhalb der letzten sechs Monate vor den jeweiligen Ereignissen*

Traumatisches Ereignis	Suizidgedanken ohne Suizidversuche n=192 (%)	Suizidversuche n=43 (%)
Schwerer Unfall, Feuer od. Explosion	23 (11,98)	4 (9,3)
Naturkatastrophe	19 (9,9)	2 (4,65)
Gewalttätiger Angriff aus Familien- od. Bekanntenkreis	22 (11,46)	7 (16,28)
Gewalttätiger Angriff durch fremde Person	17 (8,85)	5 (11,63)
Sexueller Angriff aus Familien- od. Bekanntenkreis	1 (0,52)	5 (11,63)
Sexueller Angriff durch fremde Person	10 (5,21)	3 (6,98)
Kampfeinsatz, Aufenthalt im Kriegsgebiet	2 (1,04)	0 (0)
Sexueller Kontakt unter 18 Jahren mit einer Person, die min. 5 Jahre älter war	9 (4,69)	7 (16,28)
Folter	0 (0)	1 (2,33)
Lebensbedrohliche Krankheit	15 (7,81)	2 (4,65)
Anderes traumatisches Ereignis	107 (55,73)	20 (46,51)

Viele Teilnehmer gaben an ein traumatisches Ereignis erlebt zu haben, welches nicht auf der Skala repräsentiert war. Dies spricht dafür, dass diese Skala, welche für den Erwachsenenbereich entwickelt wurde, nur bedingt die Lebenserfahrung Jugendlicher widerspiegelt, was nahelegt, dass eine neuerliche Anwendung dieser Skala bei Jugendlichen in Zukunft kritisch überdacht werden sollte.

3.2.2 Daten aus dem OSI

Die im Ottawa Self-Injury Inventory (OSI) gestellten Fragen, erlauben eine qualitativ genauere Erfassung des selbstverletzenden Verhaltens, wobei sich die meisten enthaltenen Fragen (sieht man von den Eingangsfragen ab) explizit an jene Teilnehmer mit selbstverletzendem Verhalten wenden, sodass viele Fragestellungen von Studienteilnehmern ohne „Erfahrungen" im Bereich selbstverletzenden Verhaltens nicht ausgefüllt werden können, was sich- wie im Folgenden zu sehen sein wird- auf die Zahl der „missings" im Bezug auf die Gesamtstichprobe auswirkt.

Selbstverletzende Handlungen und Gedanken an selbstverletzende Handlungen

In den Eingangsfragen des sehr umfangreichen Instrumentes wird nochmalig die Prävalenz selbstverletzenden Verhaltens und suizidaler Gedanken abgefragt, diesmal jedoch bezogen auf kürzere Zeiträume. So berichten 119 Teilnehmer (17,89%; missing: 5), dass sie innerhalb des letzten Monates daran gedacht haben, sich selbst zu verletzen, 66 Teilnehmer (9,92%; missing: 10) gaben an, sich innerhalb des letzten Monates tatsächlich selbst verletzt zu haben (s. Abb. 15). 160 der Teilnehmer (24,06%; missing: 7) gaben an, innerhalb des letzten halben Jahres an selbstverletzende Handlungen gedacht zu haben und 93 Teilnehmer (13,98%; missing: 12) berichteten, diese Gedanken in die Tat umgesetzt zu haben (s. Tab. 12).

Tab. 12: Häufigkeit selbstverletzender Handlungen und Gedanken an selbstverletzende Handlungen bei allen Teilnehmern der Studie (n=665) im OSI (Ein- und Sechs-Monatsprävalenz)

	nie	1-5x	Monatlich	Wöchentlich	Täglich	missing
1-Monatsprävalenz Gedanken an NSSI	541	92	-	21	6	5
1-Monatsprävalenz Handlungen NSSI	589	46	-	16	4	10
6-Monatsprävalenz Gedanken an NSSI	498	123	15	15	7	7
6-Monatsprävalenz Handlungen NSSI	560	71	13	9	0	12

NSSI: Nonsuicidal Self-injury: selbstverletzendes Verhalten; OSI: Ottawa Self-injury Inventory

Dabei zeigt sich ein deutlicher Geschlechtsunterschied vor allem bei der Frage nach Gedanken an NSSI. Während 9,51% der männlichen Teilnehmer im letzten Monat mindestens einmal daran dachten sich selbst zu verletzen, waren dies bei den weiblichen Teilnehmern 24,47 % ($p<0,0001$, $\chi 2$: 25,40).

Auch bei den tatsächlich ausgeführten selbstverletzenden Handlungen im letzten Monat bleibt ein Geschlechtsunterschied vorhanden.
So verletzten sich 6,05% der männlichen Teilnehmer tatsächlich selbst, während dies bei den weiblichen Teilnehmern 13,10% taten ($p=0,03$, $\chi 2$: 9,24).
Ähnliche Geschlechtsunterschiede finden sich bei den Antworten nach der Sechs-Monatsprävalenz von Gedanken an Selbstverletzung. Hier gaben 16,25% der männlichen Teilnehmer an, während des vergangenen halben Jahres mindestens einmal daran gedacht hatten sich selbst zu verletzen, während dies von 30,4 % der weiblichen Teilnehmer angegeben wurde ($p=0,0012$, $\chi 2$:18,15).
Weniger deutlich stellt sich der Geschlechtsunterschied bei der Sechs-Monatsprävalenz tatsächlicher selbstverletzender Handlungen dar (m: 11,03%, w: 16,67%, $p=0,16$, $\chi 2$: 5,18).

Suizidgedanken

Die Frage nach der Ein-Jahresprävalenz suizidaler Gedanken wurde von 657 Teilnehmern (missing: 8) beantwortet.
Demgemäß haben 177 (26,94%) der Befragten im vergangen Jahr an Suizid gedacht. Dabei zeigt sich ein deutlicher Unterschied zwischen männlichen und weiblichen Studienteilnehmern in dem Sinne, dass weibliche Studienteilnehmer angaben häufiger daran gedacht zu haben, sich das Leben zu nehmen (mittlere Häufigkeit m: 0,25, mittlere Häufigkeit w: 0,41, $\chi 2$: 10,8, $p=0,001$).

Beginn der selbstverletzenden Handlungen

Die Frage nach dem Alter bei Beginn der selbstverletzenden Handlungen wurde von 173 Teilnehmern beantwortet. Dabei ähneln sich die Angaben von männlichen (13;03a) und weiblichen (13;51a) Teilnehmern ($\chi 2$: 3,11, $p=0,078$).

Eine auch für etwaige Präventionsstrategien wichtige Aussage ist die, woher die Jugendlichen die Idee zu selbstverletzenden Handlungen bezogen haben.
Diese Frage wurde von 181 der Teilnehmer (missing: 484) beantwortet. Dabei zeigt sich, dass viele Studienteilnehmer angeben, dass das selbstverletzende Verhalten ihre eigene Idee gewesen sei (87), gefolgt von Einflüssen anderer Leute (41), anderen, undefinierten, Einflüssen (35), Film und Fernsehen (10), Bücher oder Magazine (5), Internet (2), sowie Web Blogs (1). Ein signifikanter Geschlechtsunterschied lässt sich hier nicht finden ($\chi 2$: 7,06, p=0,42).

Bedeutung des „Ritzdrucks"

Die Frage nach der Bedeutung des Druckes sich selbst zu verletzen, ist vor allem auch klinisch relevant, da die Bestimmung des „Ritzdrucks" auf Stationen häufig wichtig für therapeutische Interventionen ist.
Die Fragen nach dem Druck wurden von 416 (1. Frage), 407 (2. Frage) und 408 (3. Frage) Teilnehmern auf einer Skala zwischen 0 und 4 (von nie bis extrem) beantwortet (s. Tab. 13).

Tab. 13: *Bewertung des Druckes sich selbst zu verletzen auf einer Skala von 0-4 („nie" bis „extrem") (Mittelwerte)*

Wenn Du den Druck verspürst Dich selbst zu verletzen...	n	Mittelwert	missing
Ist der Druck stressig/ regt der Druck Dich auf	416	0,59	249
Ist der Druck angenehm	407	0,25	258
Ist der Druck beängstigend	408	0,60	257

Mitteilung an andere Menschen

Die Frage danach, ob andere Leute vom selbstverletzenden Verhalten wissen, wurde von 182 Teilnehmern (missing: 483) beantwortet.
Dabei gaben 63 (34,62%) der Befragten an, dass sie bislang niemandem von ihrem selbstverletzendem Verhalten erzählt hatten, 116 (63,74%) erzählten es „ein paar Leuten", nur drei (1,65%) „den meisten Leuten". Hier zeigt sich ein deutlicher Geschlechtsunterschied dahingehend, dass männliche Teilnehmer ihre Umwelt seltener unterrichtet haben (47,54% taten dies nie) als weibliche Teilnehmer

(28,1%; χ2: 8,96, p=0,01). Befragt danach, mit welchen Leuten darüber gesprochen wird, zeigte sich bei den 116 Betroffenen folgendes Bild (s. Abb. 4):

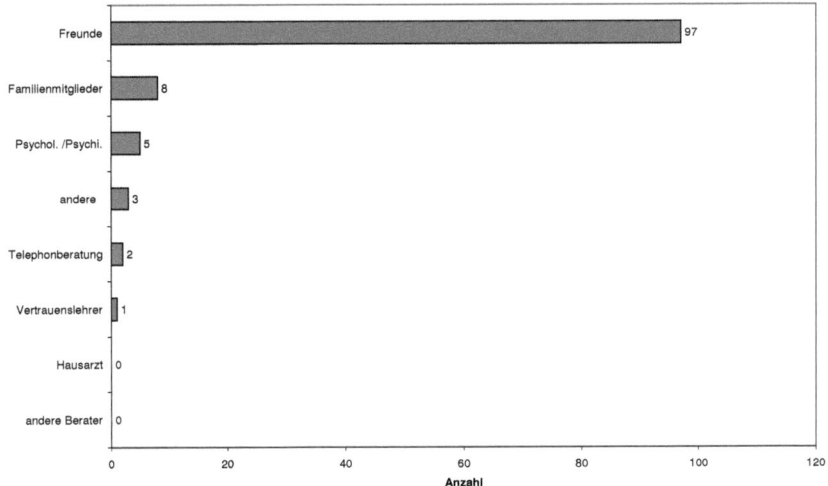

Abb. 4: Menschen mit denen Teilnehmer mit selbstverletzendem Verhalten bislang über ihr Verhalten kommuniziert haben (n=116; Häufigkeiten, Mehrfachnennungen möglich).

Lokalisation selbstverletzenden Verhaltens

Befragt danach, welche Körperteile durch selbstverletzendes Verhalten betroffen waren, als die Teilnehmer mit selbstverletzendem Verhalten ihre Handlungen begonnen haben, gaben 180 (missing: 485) Teilnehmer Auskunft, befragt nach den betroffenen Körperstellen, die im letzten Monat verletzt wurden, gaben 103 (missing: 562) Teilnehmer Auskunft (s. Abb. 5).

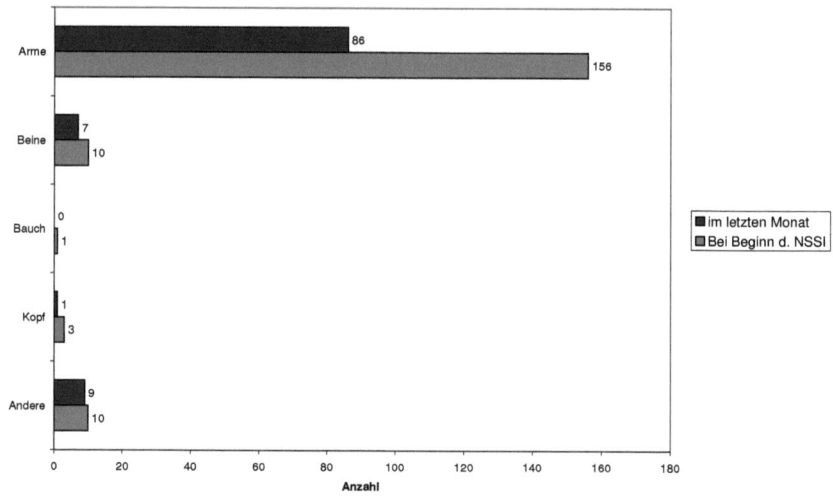

NSSI: Nonsuicidal Self-injury; selbstverletzendes Verhalten

Abb. 5: Lokalisation von Selbstverletzungen bei Teilnehmern mit selbstverletzendem Verhalten bei Beginn der Handlungen (n=180) und im letzten Monat (n=103, Häufigkeiten, Mehrfachnennungen möglich).

Formen selbstverletzenden Verhaltens

Bei der Frage nach den häufigsten Arten selbstverletzenden Verhaltens wurden (um einen adäquaten Überblick bei Mehrfachnennungen zu gewährleisten) bei Mehrfachnennungen die drei Formen selbstverletzenden Verhaltens mit dem größten Potential zur körperlichen Schädigung in der Auswertung inkludiert.
Diese Frage wurde von 180 Teilnehmern beantwortet (missing: 485), 124 Teilnehmer berichteten von einer zweiten und 91 Teilnehmer von drei oder mehr Formen selbstverletzenden Verhaltens. Signifikante Geschlechtsunterschiede ließen sich hierbei nicht abbilden. Die Frage nach Formen des selbstverletzenden Verhaltens wurde auch bezüglich des Vorkommens innerhalb des letzten Monats gestellt und von 122 Teilnehmern (missing: 543) für min. eine Form, von 63 für eine zweite und von 43 für drei oder mehr Formen beantwortet (s. Abb. 6).

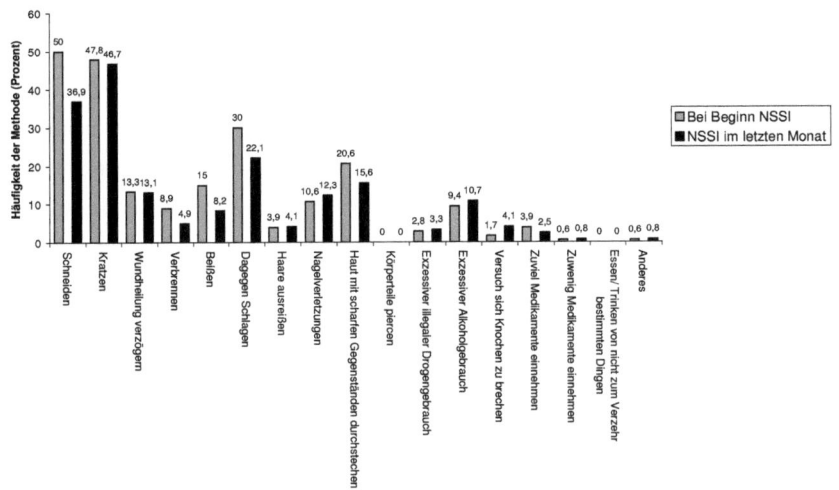

NSSI: Nonsuicidal Self-injury; selbstverletzendes Verhalten

Abb. 6: Arten der Selbstverletzung (prozentuale Anteile, Mehrfachnennungen möglich) bei Teilnehmern mit selbstverletzendem Verhalten; bei Beginn der selbstverletzenden Handlungen (n=180) und im letzten Monat (n=122).

Erleichterung nach selbstverletzenden Handlungen

Die Frage danach, ob die Betroffenen Erleichterung nach selbst beigebrachten Verletzungen spüren, konnte auf einer fünfstufigen Skala (von „nie"= 0 bis „immer"= 4) beantwortet werden, wobei 175 Personen (missing: 490) dieses item beantworteten.
Ca. ein Drittel der Teilnehmer (n= 55, 31,43%) beantwortete diese Frage mit „nie". Der Mittelwert hierfür lag bei 1,41. Es zeigte sich hierbei ein deutlicher Geschlechtsunterschied in dem Sinn, dass unter den männlichen Teilnehmern ein signifikant niedrigerer Mittelwert zu verzeichnen war (0,92), als bei den weiblichen Teilnehmern (1,67) ($\chi 2$: 19,06, p=0,0008).

Impulsivität selbstverletzender Handlungen

189 Teilnehmer (missing: 476) beantworteten die Frage danach, ob einem Nachdenken über selbstverletzendes Verhalten auch stets eine ebensolche Handlung folgtw. Diese Frage wurde von 23 Teilnehmer (12,17 %) bejaht. Bezüglich der Zeit, die zwischen dem Gedanken an selbstverletzende Handlungen und der Ausführung steht, gaben 172 Teilnehmer (missing: 493) Auskunft. Die folgende Tabelle 14 soll die Verteilung veranschaulichen und unterstreicht den vielfach postulierten impulsiven Charakter selbstverletzenden Verhaltens.

Tab. 14.: Zeit zwischen dem Gedanken an selbstverletzende Handlungen und der Durchführung (n=172)

Zeit	Häufigkeit (%)
<1 Minute	53 (30,81)
1-5 Minuten	52 (30,24)
6-30 Minuten	25 (14,53)
30-60 Minuten	8 (4,65)
Stunden	15 (8,72)
Tage	19 (11,05)

Stressoren, die zu selbstverletzendem Verhalten führen

Die Frage danach welche Arten von Streß üblicherweise dazu führen selbstverletzende Handlungen zu setzen, wurde von 128 Teilnehmern (missing: 537) beantwortet. Dabei gaben 48 Teilnehmer an, dass dies vor allem durch Verlassenwerden ausgelöst wurde, 11 beschrieben „Verlust", 37 „Versagen" und 8 „Zurückweisung" als auslösenden Faktor. 24 Teilnehmer identifizierten „andere" Stressoren.

Hypalgesie bei selbstverletzendem Verhalten

Eine auch in der internationalen Fachliteratur vieldiskutierte Frage ist, ob die Betroffenen Schmerzen bei der Durchführung selbstverletzender Handlungen spüren. Diese Frage wurde von 177 Teilnehmern (missing: 488) beantwortet, wobei eine Einschätzung darüber, ob Schmerzen bei Selbstverletzungen vorhanden waren, auf einer fünfstufigen Skala (zwischen „nie"=0 und „immer"=4) verlangt wurde. Dabei zeigt sich, dass 110 (62,15 %) der Betroffenen angaben, keine Schmerzen zu spüren, wobei sich kein signifikanter Geschlechtsunterschied darstellen ließ (χ^2:7,60, p=0,11).

Suchtcharakteristika selbstverletzenden Verhaltens

Einer der zentralen Punkte des OSI ist die Erfassung von Suchtcharakteristika selbstverletzenden Verhaltens gemäß den DSM-IV-TR Kriterien einer Suchterkrankung.
In der folgenden Tabelle (Tab. 15) finden sich die Angaben der Zahl jener, die diese items beantwortet haben und die Mittelwerte der Einschätzung auf einer fünfstufigen Skala (zwischen „nie"=0 und „immer"=4).

Tab. 15: „Suchtkriterien" selbstverletzender Handlungen bei Teilnehmern mit selbstverletzendem Verhalten (Beantwortung durch n=167-172), aufgeschlüsselt nach Häufigkeit und Mittelwert sowie Geschlechtsunterschieden

Seitdem Du begonnen hast Dich selbst zu verletzen, ist Dir aufgefallen dass…:	n	item angekr.	Mittelw. m	Mittelw. w	Mittelw.	p
das selbstverletzende Verhalten häufiger stattfindet, als Du es beabsichtigst?	172	48	0,67	0,38	0,82	0,006
die Schwere der Selbstverletzungen zunimmt? (z.Bsp.: tiefere Schnitte, größere Bereiche Deines Körpers ?)	168	49	0,64	0,26	0,82	0,008
(für den Fall, dass das selbstverletzende Verhalten, als Du damit begonnen hast, irgendeinen Effekt bei Dir ausgelöst hat)… Du Dich für den gleichen Effekt jetzt häufiger oder schwerer verletzen mußt?	168	33	0,36	0,22	0,43	0,387
dein selbstverletzendes Verhalten, oder das Denken daran einen großen Teil Deiner Zeit in Anspruch nimmt? (z.Bsp.: daran Denken und Planen, Sammeln und Verstecken von scharfen Gegenständen, Durchführung und Erholung)?	167	35	0,43	0,28	0,50	0,133
obwohl Du das Verlangen hast das Verhalten zu verringern oder zu kontrollieren, Du es nicht schaffst?	168	44	0,60	0,31	0,74	0,055
dieses Verhalten weiterführst, obwohl Du bemerkst, dass es Dir körperlich und/ oder emotionalen Schaden zufügt?	168	56	0,74	0,31	0,96	0,007
du wichtige soziale, akademische (schulische) oder Freizeit Aktivitäten aufgibst oder verringerst um dieses Verhalten aufrechtzuerhalten?	168	28	0,36	0,44	0,32	0,940

Geschlechtsunterschiede lassen sich auf Einzelitemebene ausmachen, wobei die männlichen Teilnehmer hier niedrigere Mittelwerte bezüglich der Suchtcharakteristika aufweisen.

Alternativen zu selbstverletzendem Verhalten

Im Rahmen einer psychotherapeutischen Behandlung selbstverletzender Handlungen ist ein Suchen nach alternativen Verhaltensweisen wichtig. Die Teilnehmer wurden daher nach Betätigungen befragt, die helfen selbstverletzendem Verhalten zu widerstehen (s. Abb. 7). Die Frage wurde von 164 Teilnehmenden (missing: 501) beantwortet wurde. Hierbei waren Mehrfachnennungen möglich.

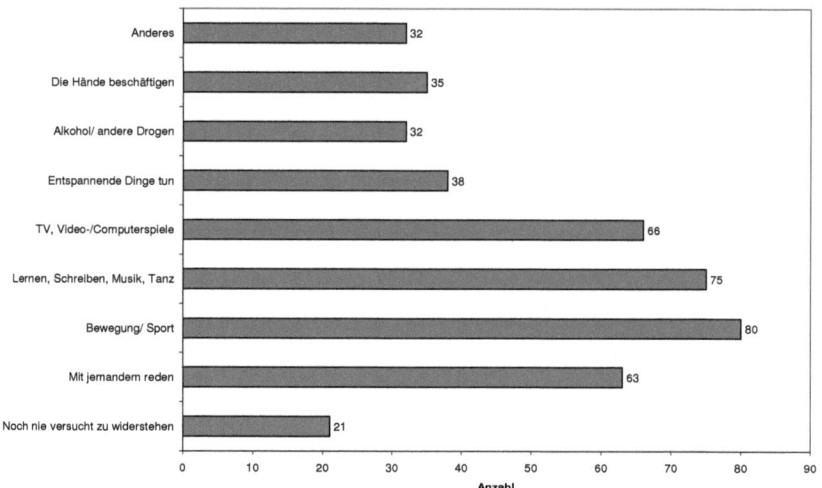

Abb. 7: *Alternative Verhaltensweisen, die bei Teilnehmern mit selbstverletzendem Verhalten helfen diesem Verhalten zu widerstehen (n=164; Anzahl der Nennungen, Mehrfachnennungen möglich).*

Motivation selbstverletzendes Verhalten zu beenden

Die Frage nach der im Augenblick bestehenden Motivation selbstverletzendes Verhalten zu beenden, wurde von 158 Teilnehmenden (missing: 507) beantwortet. Dabei sollte die Motivation auf einer fünfstufigen Skala von „überhaupt nicht motiviert" (= 0) bis zu „extrem motiviert" (=4) eingeschätzt werden.
Hierbei gaben 29 Teilnehmer (18,35%) an „überhaupt nicht motiviert" zu sein, während 61 Teilnehmer (38,61%) sich als „extrem motiviert" bezeichneten. Der

Mittelwert lag bei 2,44, sodass insgesamt eine Motivation Betroffener zu bestehen scheint selbstverletzendes Verhalten zu beenden. In diesem Punkt ließ sich kein Geschlechterunterschied ausmachen ($\chi2$: 6,66, p=0,15).

Stattgefundene Behandlungen

Die Frage nach stattgefundenen Behandlungen wurde von 156 (missing: 509) Teilnehmern beantwortet, jene nach der am hilfreichesten empfundenen Behandlung von 144 (missing: 521). Insgesamt zeigte sich dabei, dass bislang von den Betroffenen wenig Behandlungen in Anspruch genommen wurden (s. Abb. 8), wiewohl zum Beispiel einzeltherapeutische Sitzungen als hilfreich erlebt werden. Eine Lücke findet sich hier auch im Bereich von Gruppentherapieprogrammen, mit denen in den USA und Canada ein Großteil der ambulanten Therapien zu selbstverletzendem Verhalten bestritten wird.

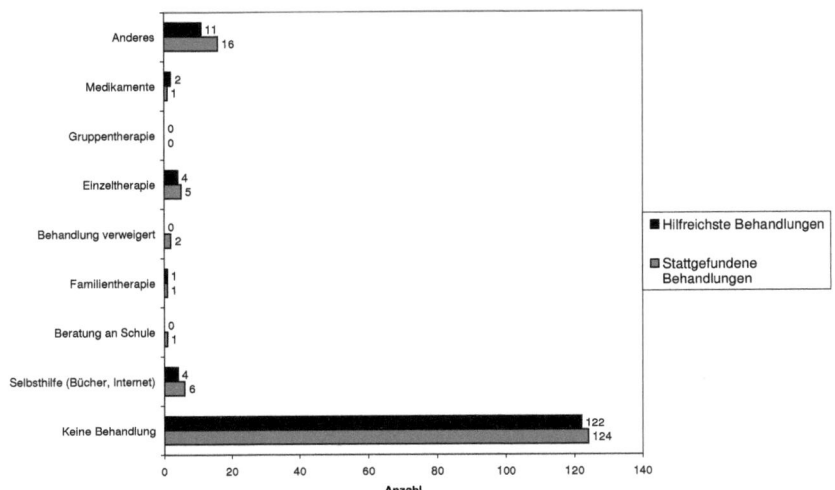

Abb. 8: In Anspruch genommene Behandlungen bei Teilnehmern mit selbstverletzendem Verhalten (n=156, Anzahl stattgefundener Behandlungen, Mehrfachnennungen möglich)

Zufriedenheit mit dem Fragebogen

Zuletzt wurde die Frage an alle Teilnehmenden gestellt, wie gut der Fragebogen die Erfahrungen mit selbstverletzendem Verhalten beschrieben habe. Diese Frage wurde von 407 (missing: 258) Teilnehmenden auf einer 5 stufigen Skala beantwortet, wobei der Wert 0 dafür steht, dass die gemachten Erfahrungen mit selbstverletzenden Handlungen gar nicht abgebildet wurde und der Wert 4 für eine sehr gute Abdeckung steht. Hierbei zeigte sich mit einem Mittelwert von 2,73 eine insgesamt befriedigende Wertung.

3.2.3 Vergleich der Fragebögen SHBQ und OSI

Aus der Validierungsstudie des SHBQs wurden befriedigende Werte bezüglich der internen Konsistenz berichtet (Cronbachs α zwischen 0,89 und 0,96 für die vier Untergruppen im englischen Original und Cronbachs α zwischen 0,87 und 0,96 in der deutschen Übersetzung; Gutierrez 2001, Fliege et al. 2006).
Da der OSI ein Instrument zur genauen Erfassung selbstverletzender Verhaltensweisen darstellt, jedoch an sich kein durchgängiges Konstrukt verfolgt, ist die Berechung einer internen Konsistenz für den gesamten Fragebogen sinnlos, sieht man von dem Teil zu den Funktionen selbstverletzenden Verhaltens ab.

Da bislang für den OSI im Gegensatz zum SHBQ noch keine Validierungen (weder im englischsprachigen noch im deutschsprachigen Raum) verfügbar sind, war in unserer Studie die Frage der Cross Validität von Bedeutung.
Um die Eignung in zukünftigen Prävalenzerhebungen zu bestimmen soll hier vor allem ein Vergleich der Fragen nach Auftreten und Häufigkeit selbstverletzender Handlungen im Vordergrund stehen.

Unterschiede ergeben sich hier insofern, als dass im SHBQ nach der Lebenszeitprävalenz gefragt wird, während im OSI nach Ein- bzw. monatsprävalenzen gefragt wird. Hierbei zeigt sich, ein hoher Grad der Übereinstimmung.

Von den 589 Teilnehmenden, die im OSI angaben, sich im letzten Monat nicht verletzt zu haben, machten 482 (73,6%) die gleiche Angabe bezogen auf die Lebenszeitprävalenz im SHBQ, während 107 (16,3%) angaben sich im letzten Monat nicht verletzt zu haben, jedoch im SHBQ eine positive Angabe bzgl. der Lebenszeitprävalenz machten. Sollte dieser Unterschied dadurch begründet sein, dass zwar früher selbstverletzende Handlungen stattgefunden haben, im letzten Monat jedoch nicht mehr, so wäre davon auszugehen, dass sich dieser Unterschied in der Frage nach der Sechs-Monatsprävalenz verringert. Dies ist auch der Fall. Von den 653 (missing: 12) Teilnehmenden, die selbstverletzende Handlungen in den letzten 6 Monaten verneinten, taten dies 475 (72,7%) auch im SHBQ, aber nur 85 (13,02%) verneinten dieses item im OSI und bejahten es für die Frage nach der Lebenszeitprävalenz im SHBQ.

Bei jenen Teilnehmern mit häufigerem und aktuell auftretendem selbstverletzenden Verhalten findet sich eine hohe Übereinstimmung zwischen OSI und SHBQ.
So gaben nur 4 von 66 Teilnehmern (6,1%), die sich im vergangenen Monat mindestens einmal wöchentlich oder täglich verletzt hatten im SHBQ an, dass sie sich noch nie absichtlich selbst verletzt haben, bei der Frage nach der Sechs-Monatsprävalenz waren es 9 von 93 (9,7%).

3.2.4 Hypothesenprüfung

Die obengenannten Hypothesen sollen im Folgenden anhand der vorhandenen Daten aus dem SHBQ und dem OSI geprüft werden. Zusätzlich erlaubt die Verwendung des SHBQ zudem eine Einteilung gemäß Muehlenkamp & Gutierrez (2007) im Sinne einer Clusterbildung der Studienteilnehmer in vier Gruppen:
- NoSH: bezeichnet jene Jugendlichen, welche weder selbstverletzendes Verhalten noch Suizidversuche angegeben haben
- NSSI: bezeichnet jene Jugendliche, welche selbstverletzendes Verhalten, jedoch keine Suizidversuche angegeben haben
- SA: Bezeichnet jene Jugendliche, welche nur Suizidversuche, jedoch keine selbstverletzenden Handlungen angegeben haben

- SA+NSSI: Bezeichnet die Gruppe jener Jugendlicher, welche sowohl Selbstmordversuche, als auch selbstverletzendes Verhalten angegeben haben.

Geschlechterunterschied

Betrachtet man die Einteilung in Cluster für 664 Studienteilnehmer (missing: 1), so findet sich in der Gruppe jener Jugendlicher, die sich nicht selbst verletzen oder Suizidversuche angegeben haben (NoSH: 484, 72,89%) fast eine 50:50 Aufteilung zwischen männlichen (231, 47,73%) und weiblichen (253, 52,27%) Studienteilnehmern. In den Clustern mit selbstverletzenden Verhaltensweisen oder Suizidversuchen lässt sich fast durchgängig eine 70:30 Aufteilung mit deutlichem Geschlechtsunterschied (χ^2: 17,93, p<0,001) beobachten:

- NSSI: 137 (20,63%); m: 40 (29,2%), w: 97 (70,8%)
- SA: 10 (1,51%); m: 3 (30%), w: 7 (70 %)
- SA+NSSI: 33 (4,97%): m: 10 (30,3%), w: 23 (69,7%)

Die Untersuchung der einzelnen Fragebögen im Detail zeigt im Bezug auf selbstverletzende Handlungen und Gedanken an Selbstverletzungen mit Ausnahme der Sechs-Monatsprävalenz im OSI (wobei auch hier ein Trend zu sehen ist) einen signifikanter Geschlechtsunterschied (bei einem Signifikanzniveau von 5%) in dem Sinne, dass weibliche Probanden eine höhere Prävalenz selbstverletzender Handlungen (Ein-Monatsprävalenz: χ^2: 9,24, p=0,03; Sechs-Monatsprävalenz: χ^2: 5,18, p=0,16) und Gedanken an selbstverletzende Handlungen (Ein-Monatsprävalenz: χ^2: 25,40, p<0,0001; Sechs-Monatsprävalenz: χ^2:18,15, p=0,0012) aufweisen. Die Nullhpyothese wonach kein Geschlechtsunterschied in der Prävalenz selbstverletzender Handlungen besteht, ist demnach zu verwerfen.

Ebenso findet sich im SHBQ ein signifikanter Geschlechterunterschied in Bezug auf Suizidgedanken (χ^2: 24,23, p<0,0001) und Suiziddrohungen (χ^2:12,50, p=0,0004), mit einem vermehrten Vorkommen bei weiblichen Jugendlichen, während sich im Bereich durchgeführter Suizidversuche kein signifikanter Geschlechterunterschied (χ^2: 2,95, p= 0,0857) abbilden lässt. Die Nullhypothese wonach kein Geschlechtsunterschied in der Prävalenz suizidaler Handlungen besteht, kann demnach nur teilweise verworfen werden. Vor allem in Bezug auf die Häufigkeit von Suizidversuchen konnte die Nulhypothese nicht entkräftet werden, wiewohl sich auch hier ein Trend zu einem Überhang weiblicher Teilnehmer zeigte.

Stadt – und Landschulen

Es fand sich weder im Bereich selbstverletzenden Verhaltens ($\chi2$: 1,01, p= 0,31), noch im Bereich suizidaler Handlungen (Suizidversuche: $\chi2$: 0,83, p= 0,36; Suiziddrohungen: $\chi2$: 1,20, p= 0,27; Suizidgedanken: $\chi2$: 0,67, p= 0,41) ein signifikanter Unterschied zwischen Schülern aus Stadt- und aus Landschulen. Daher muß die Alternativhypothese verworfen werden.

Schulformen

Es fanden sich keine Unterschiede zwischen den verschiedenen Schultypen in Bezug auf die Pävalenz von selbstverletzendem ($\chi2$: 5,36, p= 0,07) und suizidalem Verhalten (Suizidversuche: $\chi2$: 2,21, p= 0,33; Suiziddrohungen: $\chi2$: 3,28, p= 0,19; Suizidgedanken: $\chi2$: 1,66, p= 0,44), sodass die Alternativhypothese zu verwerfen ist.

3.3 Vergleich mit einer US Schulstichprobe

3.3.1 Prävalenz selbstverletzender und suizidaler Handlungen

Aufgrund des verwendeten SHBQ ist ein Vergleich mit einer US Schulpopulation (s. Tab. 17) möglich, da dieser Fragebogen sowohl im amerikanischen Original (Gutierrez et al., 2001), wie auch in seiner deutschen Übersetzung (Fliege et al., 2006) validiert wurde und in beiden Untersuchungen bei vergleichbaren Populationen zur Anwendung kam.

Während die hier vorgestellte deutsche Stichprobe etwas größer und ungefähr ein Jahr jünger ist (t = 11,02, p<0,0001), findet sich in der Geschlechterverteilung kein signifikanter Unterschied (χ2: 3,19, p=0,07). Im Vergleich der vier Cluster selbstverletzenden und suizidalen Verhaltens (nach Muehlenkamp & Gutierrez 2007) zeigt sich kein signifikanter Unterschied zwischen der beschriebenen Schulopulation und den US Schulstichprobe nach Muehlenkamp & Gutierrez (2007) (χ2: 5,85, p=0,12).

Tab. 16: Vergleich der Charakteristika der US Studienpopulation bei Muehlenkamp & Gutierrez (2007), mit den Charakteristika der in dieser Studie untersuchten Schüler/Innen.

	US	Untersuchte deutsche Population
n	540	665
Alter (Mittelw.)	15,53 (SD: 1,42)	14,8 (SD: 0,66)
Geschlecht (weiblich:männlich)	336: 204 (62,3%: 37,7%)	380:285 (57,1%: 42,9%)
NoSH	75,2%	72,4%
NSSI	16,1%	20,5%
SA	1,9%	1,66%
NSSI+SA	7,0%	5,5%

NoSH: kein selbstverletzendes oder suizidales Verhalten; NSSI: selbstverletzendes Verhalten, kein(e) Suizidversuch(e); SA: Suizidversuch(e), kein selbstverletzendes Verhalten; SA+NSSI: Suizidversuch(e) und selbstverletzendes Verhalten; US: Vergleichs-Studienpopulation aus den USA nach Muehlenkamp & Gutierrez (2007)

3.3.2. Methoden der Selbstverletzung

Der Vergleich der angewandten Methoden um sich selbst zu verletzen wird erschwert durch die Tatsache, dass die US Version des SHBQ dies im Rahmen einer offenen Frage („Was hast Du gemacht ?") erfasst, eine Frage, die in der validierten deutschen Version nach Fliege et al. (2006) nicht erhoben wird. Dennoch lassen sich Rückschlüsse auf die Formen selbstverletzender Handlungen unter Bezug auf den OSI herleiten, der explizit nach 18 verschiedenen Arten der Selbstverletzung fragt. Betrachtet man hier die Angaben zu den Formen der Selbstverletzung, welche innerhalb des letzten Monats begangen wurde und vergleicht es mit den Angaben der US Population von Muehlenkamp & Gutierrez (2007) so bietet sich insgesamt ein Bild, das relativ vergleichbar erscheint (s. Tab. 17).

Hier zeigt sich, dass in Deutschland und in den USA Schneiden, Aufkratzen und sich Selbst schlagen als häufigste Formen selbstverletzenden Verhaltens angegeben werden. Deutlich wird, dass von jenen Jugendlichen, die angegeben haben sich selbst zu verletzen in den USA häufiger Schneiden beschrieben wird (USA: 65, 48,15% vs. D: 45, 25%; $\chi 2$: 18,19, p<0,0001). Keine signifikanten Unterschiede zeigen sich in Bezug auf die Häufigkeit von Kratzen (USA: 36, 26,67% vs. D: 49, 27,22%; $\chi 2$: 0,01, p=0,91) und sich selbst Schlagen (USA: 15, 11,11% vs. D: 21: 11,67%; $\chi 2$: 0,02, p=0,88) zwischen der untersuchten und der US Stichprobe.

Tab. 17: *Vergleich der Methoden selbstverletzenden Verhaltens der US Studienpopulation bei Muehlenkamp & Gutierrez (2007), mit den Charakteristika der in dieser Studie untersuchten Schüler/Innen.*

Methode	Untersuchte Stichprobe (OSI)			US		
	NSSI (n=137)	SA (n=10)	NSSI+SA (n=33)	NSSI (n=87)	SA (n=10)	NSSI+SA (n=38)
Schneiden	32	1	12	48	3	14
Aufkratzen	38	0	11	36	0	0
Verbrennen	4	0	2	5	0	0
Selbst-Schlagen	15	0	6	15	0	0
Treten	-	-	-	9	0	0
Kopf anschlagen	0	0	0	3	0	0
Haare ausreißen	4	0	0	-	-	-
Schwere Nagelverletzung	6	0	4	-	-	-
Knochen brechen	2	0	1	-	-	-
Wundheilung verzögern	10	0	0	-	-	-
Anderes	34	0	6	16	8	4
Nur eine Methode	42	1	5	61	9	16
2 oder mehr Methoden	39	0	17	17	1	20

NSSI: selbstverletzendes Verhalten, kein(e) Suizidversuch(e); SA: Suizidversuch(e), kein selbstverletzendes Verhalten; SA+NSSI: Suizidversuch(e) und selbstverletzendes Verhalten; US: Vergleichs-Studienpopulation aus den USA nach Muehlenkamp & Gutierrez (2007)

3.3.3. Hypothesenprüfung

Bezüglich der Prävalenz von selbstverletzenden und suizidalen Handlungen findet sich kein signifikanter Unterschied ($\chi 2$: 5,85, p=0,12) zwischen Schülern aus highschools des amerikanischen Mittelwesten und Schülern aus der Region Ulm und dem Alb-Donau-Kreis. Die Alternativhypothese ist demnach zu verwerfen.

3.4 Depression, selbstverletzendes Verhalten und Suizidalität

3.4.1 Mittelwertsvergleiche der ADS Daten

Zur Bewertung der selbst eingeschätzten Depressivität wurde die Allgemeine Depressionsskala herangezogen. Diese wurde von 656 Teilnehmenden vollständig ausgefüllt. Jene neun Teilnehmer der Gesamtstichprobe, die die ADS unvollständig ausfüllten, wurden aus der Gesamtanalyse der ADS ausgeschlossen, da ein Mittelwerts- und Summenvergleich hier nicht möglich war (missing 9: davon 7 mit nur einem fehlenden item, 2 mit mehr als einem fehlenden item). Insgesamt zeigte sich ein Mittelwert des Summenscores von 16,3 (SD: 9,82, range: 0-51).

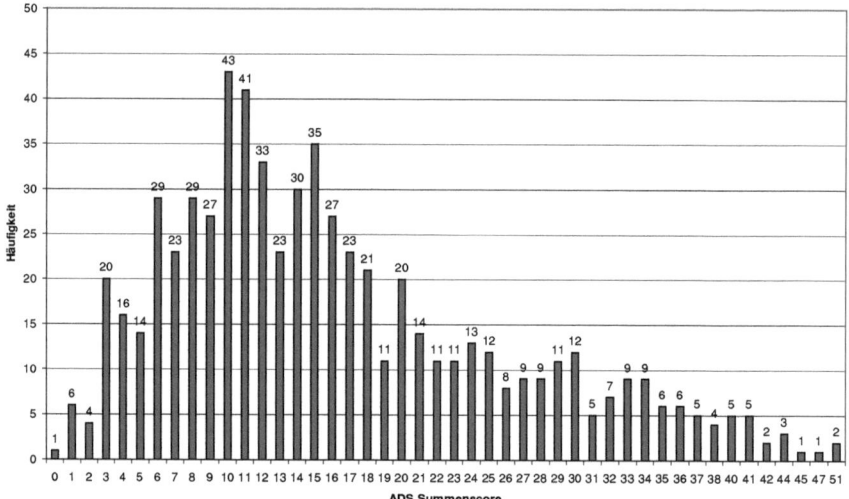

Abb. 9: Verteilung des Summenscores der Allgemeinen Depressionsskala (ADS) bei allen Teilnehmern mit vollständigen ADS Angaben (n=656, angegeben sind absolute Häufigkeiten).

Das Cronbachs α war mit 0,87 vergleichbar mit den Ergebnissen der Validierungsstudie (Meyer & Hautzinger 2001).

Im t-Test zeigen sich auf Einzelitemebene des SHBQ bezogen interessante Ergebnisse. So liegt der Summenscore jener Teilnehmer, die selbstverletzendes

Verhalten berichteten im Mittel deutlich höher, als bei jenen Teilnehmern, die kein selbstverletzendes Verhalten angegeben hatten (23,3 im Vergleich zu 13,86, t-Wert: -11,79, p<0,0001), bei vergleichbarer Standardabweichung (SD: 10,61 im Vergleich zu SD: 8,39).

Ein ähnliches Bild bietet sich auch, vergleicht man die Mittelwerte der ADS Summenscores in Bezug auf Suizidversuche (22,80 bei vorliegendem Suizidversuch 14,86 ohne Suizidversuch, t-Wert: -6,87, p<0,0001).

Auch bei den Suiziddrohungen lässt sich ein signifikanter Unterschied der Mittelwerte des Depressionsfragebogens festmachen (22,93 unter Angabe von Suiziddrohungen im Vergleich zu 13,91 ohne Angabe, t-Wert: -10,39, p<0,0001).

Ein ebenfalls deutlicher Unterschied findet sich auch bei den Suizidgedanken (Mittelwert des ADS Summenscores von 21,92 bei Suizidgedanken und von 11,62 ohne Suizidgedanken, t-Wert: -16,11, p<0,0001).

Betrachtet man die Summenscores des ADS in Relation zu der zuvor beschriebenen Gruppeneinteilung mittels SHBQ, mit dem Ziel eine Aussage darüber zu treffen, ob sich die Werte des Depressionsbogens zwischen diesen Gruppen unterscheiden, so zeigt sich, dass die Summenwerte des ADS vor allem in der NoSH Gruppe deutlich niedriger liegen (s. Tab. 18).

Tab. 18: Einteilung der Ergebnisse des Self Harm Behavior Questionnaire (SHBQ) in vier Cluster (NoSH, NSSI, SA und SA+NSSI) nach Muehlenkamp & Gutierrez (2007) und Aufschlüsselung nach Summenscores der Allgemeinen Depressionsskala (ADS).

Kategorie	n (%)	m (%)	w (%)	Mittelw. (ADS Summenscore)	SD (ADS Summenscore)
NoSH	484 (72,89)	231 (47,73)	253 (52,27)	13,66	8,21
NSSI	137 (20,63)	40 (29,2)	97 (70,8)	22,51	10,61
SA	10 (1,51)	3 (30)	7 (70)	24	11,34
SA+ NSSI	33 (4,97)	10 (30,3)	23 (69,7)	26,68	10,09

NoSH: kein selbstverletzendes oder suizidales Verhalten; NSSI: selbstverletzendes Verhalten, kein(e) Suizidversuch(e); SA: Suizidversuch(e), kein selbstverletzendes Verhalten; SA+NSSI: Suizidversuch(e) und selbstverletzendes Verhalten

ADS: Allgemeine Depressionsskala

Im Student-Newman-Keuls-Test zeigt sich ein signifikanter Unterschied (p<0,0001) im Vergleich der ersten Gruppe zu allen anderen Gruppen. Signifikante Unterschiede anderer Gruppen untereinander sind nicht auszumachen.

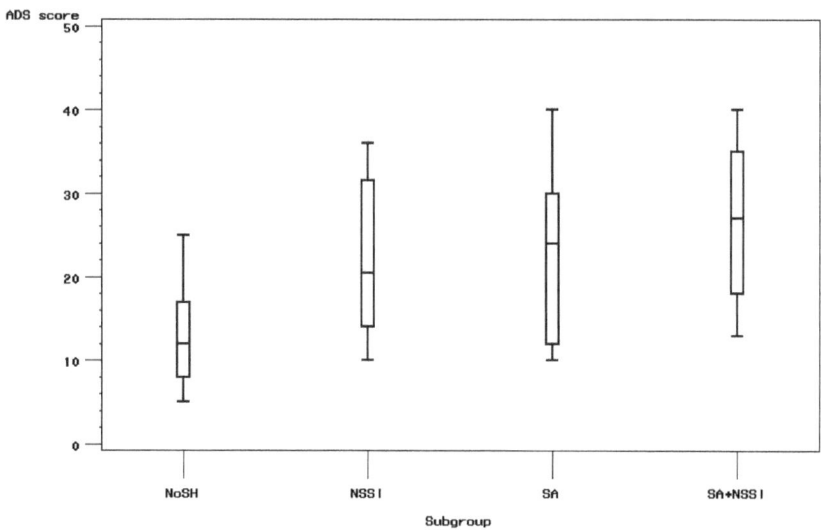

NoSH: kein selbstverletzendes oder suizidales Verhalten; NSSI: selbstverletzendes Verhalten, kein(e) Suizidversuch(e); SA: Suizidversuch(e), kein selbstverletzendes Verhalten; SA+NSSI: Suizidversuch(e) und selbstverletzendes Verhalten

Abb. 10: Summenscores der Allgemeinen Depressionsskala (ADS), Einteilung in die vier Cluster des Self Harm Behavior Questionnaire (SHBQ) (NoSH, NSSI, SA und SA+NSSI) nach Muehlenkamp & Gutierrez 2007.

3.4.2 Hypothesenprüfung

Insgesamt bildet sich hier der Befund ab, dass selbstverletzendes Verhalten und suizidale Handlungen, Drohungen und Gedanken mit erhöhten Depressivitätswerten im ADS einhergehen. Daher muß die Nullhypothese verworfen werden.

3.5 Funktionen des selbstverletzenden Verhaltens

3.5.1 Motive zu Beginn und zur Aufrechterhaltung selbstverletzenden Verhaltens

Im Rahmen der Fragen des OSI sollten Informationen zu den Ursachen am Beginn des selbstverletzenden Verhaltens und den Motiven zur Aufrechterhaltung des Verhaltens erhoben werden. Dabei sollte die Wichtigkeit von Motiven anhand einer 5 stufigen Skala (von „nie ein Grund"= 0 bis „immer ein Grund"= 4) eingeschätzt werden. In Tab. 19 sind die Mittelwerte und die Personenanzahl, die den jeweiligen Punkt beantwortet haben, vermerkt.

Um die Motive selbstverletzenden Verhaltens in der Folge besser gruppieren zu können, wurde eine exploratorische Faktorenanalyse durchgeführt. In einem zweiten Schritt wurden die Funktionen des OSI den von Nock & Prinstein (2004, 2005) und Klonsky (2007) postulierten Funktionen zugeordnet (vgl. Heath & Nixon 2009). Da der OSI nur die Sechs – Monats - Prävalenz selbstverletzenden Verhaltens erhebt, wurden dabei auch jene Teilnehmer berücksichtigt, die zwar im OSI kein selbstverletzendes Verhalten innerhalb der letzten sechs Monate angegben hatten, jedoch im SHBQ die Frage nach dem Auftreten selbstverletzenden Verhaltens (im Sinne einer Lebenszeitprävalenz) bejaht hatten. Alle Teilnehmer mit fehlenden Angaben wurden ausgeschlossen, so dass sich die Faktorenanalyse für die Frage danach, warum selbstverletzende Handlungen begonnen wurden auf 146 Teilnehmer bezieht, die Faktorenanalyse warum selbstverletzendes Verhalten weiter aufrecht erhalten wird auf 93.

Tab. 19: *Funktionen des selbstverletzenden Verhaltens zu Beginn und Gründe selbstverletzendes Verhalten weiterzuführen*

	Warum hast Du begonnen?		Warum machst Du weiter?	
	n	M	n	M
um unerträgliche Spannung loszuwerden	180	1,29	117	1,02
um mich wie auf Drogen "high" zu fühlen	179	0,17	117	0,17
damit meine Eltern aufhören böse mit mir zu sein	180	0,52	116	0,35
um damit aufzuhören mich alleine und leer zu fühlen	179	0,84	117	0,79
damit sich andere Menschen um mich kümmern oder mir Aufmerksamkeit schenken	180	0,46	117	0,38
um mich selbst zu bestrafen	180	0,81	117	0,71
um ein Gefühl der Erregung zu bekommen, dass sich sehr gut anfühlt	180	0,33	117	0,32
um Nervosität/ Ängstlichkeit abzubauen	178	0,63	117	0,70
um zu vermeiden, dass ich Probleme für etwas bekomme, das ich getan habe	180	0,33	117	0,29
um mich von unliebsamen Erinnerungen abzulenken	180	1,06	117	1,06
um meinen Körper oder mein Aussehen zu verändern	180	0,23	117	0,22
um zu einer Gruppe dazuzugehören	179	0,15	117	0,07
um Ärger loszuwerden	181	0,77	118	0,81
damit mein(e) Freund/ Freundin aufhört böse auf mich zu sein	178	0,25	116	0,22
um anderen zu zeigen wie verletzt oder "kaputt" ich bin	179	0,63	117	0,51
um anderen zu zeigen wie stark oder "hart" ich bin	176	0,26	117	0,15
um unangenehmen Gefühlen oder Stimmungen entfliehen zu können.	175	0,90	112	0,90
um Stimmen in- oder außerhalb meines Kopfes zu befriedigen, die mir sagen, dass ich es tun soll	175	0,57	112	0,54
um körperliche Schmerzen an einer Stelle zu fühlen, dann, wenn der andere Schmerz, den ich fühle, unerträglich wird	176	1,03	113	1,15
damit die Leute damit aufhören soviel von mir zu erwarten	176	0,56	113	0,59
um mich von einem traurigen Gefühl oder vom "down" sein zu erleichtern	176	0,91	112	0,87
um Kontrolle in einer Situation zu haben, in der ich von niemandem beeinflußt werden kann	176	0,31	113	0,39
um mich vom Denken an Selbstmord abzuhalten	176	0,37	113	0,42
um mich von Selbstmordversuchen abzuhalten	175	0,26	113	0,33
um mich „real" zu fühlen, wenn ich mich wie betäubt und außerhalb der Wirklichkeit fühle	176	0,39	113	0,50
um Frustration loszuwerden	177	1,15	113	1,14
um aufzuhören etwas zu tun, was ich nicht tun will	176	0,44	113	0,43
es gibt keinen bestimmten Grund, den ich benennen könnte. Es geschieht eben manchmal	176	0,74	113	0,60
um mir selbst zu beweisen, wieviel ich aushalten kann	175	0,25	113	0,28
um mich sexuell zu erregen	175	0,05	113	0,04
um sexuelle Erregung zu verringern	174	0,02	113	0,02
Ich bin danach "süchtig"	2	0	110	0,48
andere	95	0,76	78	0,63

n: Anzahl, M: Mittelwert

3.5.2 Faktorenanalyse der Motive zu Beginn selbstverletzenden Verhaltens

Die exploratorische Faktorenanalyse mit Promax Rotation zeigte eine Zwei-Faktorenstruktur (Eigenwerte: 1. Faktor: 8,7; 2. Faktor: 2,37), die 35,8% der Varianz erklärt. Dabei zeigte sich, dass der erste Faktor sehr deutlich die von Nock & Prinstein (2004, 2005) postulierte ANR Funktion (selbstverletzendes Verhalten um negative Affektlagen zu beeinflussen), bzw. die Affektregulation und Anti-dissoziative Funktion nach Klonsky (2007) widerspiegelte. Der zweite Faktor repräsentierte vor allem die postulierten positiven sozialen und automatischen Verstärkungsmechanismen (SPR und APR) und die beiden Funktionen „Interpersonelle Beeinflussung" und „Sensation seeking" nach Klonsky (2007). Die am stärksten geladenen Faktoren (mit einer Ladung >0,5) wurden ausgesucht (s. Tab. 20) um die interne Konsistenz der Faktorenstruktur zu bestimmen, die insgesamt zufrieden stellend war (Cronbachs α: Faktor 1: 0,84; Faktor 2: 0,72).

3.5.3 Faktorenanalyse der Motive bei Aufrechterhaltung des selbstverletzenden Verhaltens

Die exploratorische Faktorenanalyse erbrachte bei Promax Rotation erneut ein Zwei - Faktorenmodell (Eigenwerte: Faktor 1: 10,74; Faktor 2: 3,24), welches 43,7% der Varianz aufklärt. Es muß darauf hingewiesen werden, dass gemäß dem Parallel- Analyse Kriterium auch ein dritter Faktor das Signifikanzniveau knapp erreichte (Eigenwert: 2.3). Der Einschluß des dritten Faktors führte jedoch dazu, dass auf item Ebene keine inhaltlich zuordenbare Struktur vorhanden war, sodass auf Grund der Grenzwertigkeit des dritten Faktors aus inhaltlichen Gründen eine Zwei - Faktorenanalyse vorgezogen wurde, die abermals das bereits vorher geschilderte Ergebnis bestätigte. Demgemäß zeigte sich auch hier ein erster Faktor, welcher vor allem die ANR Funktion nach Nock & Prinstein (2004, 2005) und die Affektregulation und Anti-dissoziative Funktion nach Klonsky (2007) repräsentiert. Auf dem zweiten Faktor finden sich erneut Motive, die der APR und SPR, sowie den Funktionen „Interpersonelle Beeinflussung" und „Sensation seeking" entsprechen. Auch hier zeigt sich bei Auswahl der am stärksten ladenden items (s. Tab. 21) eine zufrieden stellende interne Konsistenz (Cronbachs α: Faktor 1: 0,89; Faktor 2: 0,86).

Signifikante Korrelationen zwischen den Faktoren und anderen Variablen finden sich für das Geschlecht und die besuchte Schulart. Weibliches Geschlecht korreliert hierbei positiv mit dem ersten Faktor (zu Beginn des selbstverletzenden Verhaltens: <0,0001, bei der Fortführung: 0,0057). Der Besuch des Gymnasiums korreliert ebenfalls signifikant positiv mit dem Faktor 1 (zu Beginn: 0,047, bei Fortführung: 0,0002).

Tab. 20: Faktorenanalyse der Funktionen zu Beginn des selbstverletzenden Verhaltens (n=146), aufgeteilt gemäß den Modellen nach Nock & Prinstein (2004, 2005) und Klonsky (2007).

WARUM HAST DU BEGONNEN?	Faktor 1	Faktor 2	Nach Klonsky (2007)	Nach Nock & Prinstein (2004, 2005)
um unerträgliche Spannung loszuwerden	0,68	*	1	ANR
um mich wie auf Drogen "high" zu fühlen	*	0,54	7	APR
um damit aufzuhören mich alleine und leer zu fühlen	0,62	*	1	ANR
um ein Gefühl der Erregung zu bekommen, dass sich sehr gut anfühlt	*	0,70	7	APR
um mich von unliebsamen Erinnerungen abzulenken	0,68	*	1	ANR
um meinen Körper oder mein Aussehen zu verändern	*	0,44	4	APR
um zu einer Gruppe dazuzugehören	-0,47	0,63	5	SPR
um Ärger loszuwerden	0,62	*	1	ANR
um anderen zu zeigen wie stark oder "hart" ich bin	*	0,65	5	SPR
um unangenehmen Gefühlen oder Stimmungen entfliehen zu können.	0,75	*	2	ANR
um körperliche Schmerzen an einer Stelle zu fühlen, dann, wenn der andere Schmerz, den ich fühle, unerträglich wird	0,61	*	2	ANR
um mich von einem traurigen Gefühl oder vom "down" sein zu erleichtern	0,68	*	1	ANR
um Frustration loszuwerden	0,63	*	1	ANR
um mir selbst zu beweisen, wieviel ich aushalten kann	*	0,66	7	APR
um mich sexuell zu erregen	*	0,78	7	APR

*= <0,2; Faktoren nach Nock & Prinstein (2004, 2005): ANR: Automatische negative Verstärkung; APR: Automatische positive Verstärkung; SNR: Soziale negative Verstärkung; SPR: Soziale positive Verstärkung. Faktoren nach Klonsky (2007): 1: Affektregulation; 2: Anti-Dissoziation; 3: Anti-Suizid; 4: Interpersonelle Beziehungen; 5: Interpersonelle Beeinflussung; 6: Selbstbestrafung; 7: Sensation-seeking

Tab. 21: Faktorenanalyse der Funktionen bei Aufrechterhaltung des selbstverletzenden Verhaltens (n=93), aufgeteilt gemäß den Modellen nach Nock & Prinstein (2004, 2005) und Klonsky (2007).

WARUM MACHST DU WEITER?	Faktor 1	Faktor 2	Nach Klonsky (2007)	Nach Nock & Prinstein (2004, 2005)
um unerträgliche Spannung loszuwerden	0,68	*	1	ANR
um mich wie auf Drogen "high" zu fühlen	*	0,64	7	APR
um damit aufzuhören mich alleine und leer zu fühlen	0,64	*	1	ANR
damit sich andere Menschen um mich kümmern oder mir Aufmerksamkeit schenken	*	0,59	5	SPR
um ein Gefühl der Erregung zu bekommen, dass sich sehr gut anfühlt	0,25	0,51	7	APR
um Nervosität/ Ängstlichkeit abzubauen	0,60	*	1	ANR
um mich von unliebsamen Erinnerungen abzulenken	0,70	*	1	ANR
um meinen Körper oder mein Aussehen zu verändern	*	0,58	4	APR
um zu einer Gruppe dazuzugehören	-0,30	0,93	5	SPR
um Ärger loszuwerden	0,55	*	1	ANR
damit mein(e) Freund/ Freundin aufhört böse auf mich zu sein	*	0,74	5	SNR
um anderen zu zeigen wie stark oder "hart" ich bin	*	0,75	5	SPR
um unangenehmen Gefühlen oder Stimmungen entfliehen zu können.	0,72	*	2	ANR
um körperliche Schmerzen an einer Stelle zu fühlen, dann, wenn der andere Schmerz, den ich fühle, unerträglich wird	0,67	*	2	ANR
um mich von einem traurigen Gefühl oder vom "down" sein zu erleichtern	0,87	-0,22	1	ANR
um mich vom Denken an Selbstmord abzuhalten	0,62	*	3	ANR
um Frustration loszuwerden	0,67	*	1	ANR
um mir selbst zu beweisen, wieviel ich aushalten kann	*	0,61	7	APR
um mich sexuell zu erregen	*	0,90	7	APR

*= <0.2; Faktoren nach Nock & Prinstein (2004, 2005): ANR: Automatische negative Verstärkung; APR: Automatische positive Verstärkung; SNR: Soziale negative Verstärkung; SPR: Soziale positive Verstärkung. Faktoren nach Klonsky (2007): 1: Affektregulation; 2: Anti-Dissoziation; 3: Anti-Suizid; 4: Interpersonelle Beziehungen; 5: Interpersonelle Beeinflussung; 6: Selbstbestrafung; 7: Sensation-seeking

3.5.4 Beantwortung der Fragestellung

In der Auswertung zeigt sich deutlich das Vorhandensein eines ANR Faktors in dem Sinne, dass selbstverletzendes Verhalten eingesetzt wird um negative Affekte zu beeinflussen. Ein zweiter Faktor kann im Sinne eines positiven Verstärkungsmechanismus selbstverletzender Handlungen (sowohl durch soziale Einflüsse als auch durch die Person selbst) gebildet werden.

4. Diskussion

4.1 Prävalenz und Charakteristika selbstverletzenden Verhaltens

4.1.1 Selbstverletzendes Verhalten

Es zeigt sich in den Studiendaten, dass in einer deutschen Schulstichprobe knapp 26% aller der 665 Befragten angeben, sich mindestens einmal absichtlich selbst verletzt oder Schmerzen zugefügt zu haben und über 9% der Studenteilnehmer gaben an, dass sie dieses Verhalten repetitiv zeigen oder gezeigt haben. Innerhalb des letzten Monats hatten 10,1% der Teilnehmer sich zumindest einmal verletzt, innerhalb des letzten halben Jahres 14,2%, wobei ein größerer Anteil der Teilnehmer Gedanken an selbstverletzende Handlungen beschrieben hatte (Ein – Monats - Prävalenz: 18%, Sechs – Monats - Prävalenz: 24,3%). Bei den selbstverletzenden Handlungen zeigt sich eine Geschlechterverteilung im Sinne einer Frauenwendigkeit mit signifikantem Geschlechtsunterschied ($\chi 2$: 16,86, $p<0,0001$, OR: 2,17) bei denen, die dieses Item bejaht haben (m:w= 50:120).
In der Frage zur Prävalenz selbstverletzender Handlungen stellt sich also ein Bild dar, dass mit aktuellen Untersuchungen aus den USA (Muehlenkamp & Gutierrez 2007, Lloyd-Richardson et al. 2007) vergleichbar ist. Selbst wenn man eine sehr konservative Schätzung zugrundelegt und die Annahme vertritt, dass keiner jener Jugendlichen, die nicht an der Studie teilgenommen haben, selbstverletzendes Verhalten zeigt, handelt es sich um eine Prävalenzahl von 16,44%. In der Literatur findet sich jedoch eher die Beobachtung, dass Teilnehmer, die nicht freiwillig an solchen Studien teilnehmen, häufig auch belastet sind (Tigges 2003).

4.1.2 Suizidale Gedanken und Suizidversuche

In der vorliegenden Untersuchung wurden suizidale Gedanken von knapp 36% (Lebenszeitprävalenz) der Jugendlichen berichtet, knapp 27% der Jugendlichen berichteten im letzten Jahr an Selbstmord gedacht zu haben. Aus den USA werden bei Jugendlichen zwischen 12 und 17 Jahren suizidale Gedanken (im Sinne einer Lebenszeitprävalenz) bei 19,8% (Alaimo et al. 2002) bis 24% (Eisenberg et al. 2003) der Jugendlichen berichtet (für eine Zusammenfassung: s.

Nock et al. 2008). Aus europäischen Studien bei Jugendlichen sind höhere Zahlen bekannt. So wurde von Gmitrowicz et al. (2003) eine Rate von 30,8% suizidaler Gedanken bei 1663 polnischen Jugendlichen berichtet. Aus Österreich berichteten Dervic et al. (2007) von suizidalen Gedanken bei 37,9% der im Schnitt 15,6 Jahre alten untersuchten 214 Schüler. Die vorliegende Studie zeigt, dass die teilnehmenden Jugendlichen aus Deutschland vergleichbare Werte aufweisen und ergänzt die Literatur um aktuelle Zahlen aus Deutschland. Dies ist vor allem in Hinblick auf die immer noch aktuelle Diskussion (Bridge et al. 2007) um das Auftreten suizidaler Verhaltensweisen als mögliche Nebenwirkung von Selektiven Serotonin Wiederaufnahmehemmern (SSRIs) relevant, da gezeigt werden konnte, dass suizidale Gedanken auch in einer Schulstichprobe im Jugendalter bei zwischen einem Viertel und einem Drittel der Jugendlichen zu finden sind.

Innerhalb der untersuchten Stichprobe gaben ca. 6,5% der Jugendlichen an, dass sie bereits einen Suizidversuch unternommen haben. Erstaunlicherweise verneinten 13 von 43 Betroffenen die Frage, ob sie auch wirklich sterben wollten. Angaben zu Suizidversuchen bei Jugendlichen in den USA reichen von 3,1% (Waldrop et al. 2007) bis 8,8% (Eisenberg et al. 2003). Aus Europa wurden Raten von 6,4% aus Großbritannien (Young et al. 2006), 6,2% aus Dänemark (Elklit 2002) und 7,9% aus Polen (Gmitrowicz et al. 2003) berichtet. Auch hier fügen sich die Angaben der deutschen Jugendlichen aus der vorliegenden Untersuchung in die vorbekannten Prävalenzraten aus Europa. Bemerkenswert ist, dass jene Jugendlichen, die von Suizidversuchen und suizidalen Gedanken berichten, signifikant erhöhte Werte in der Depressionsskala ADS aufweisen. So wird von jenen Jugendlichen, die suizidale Gedanken schilderten im Mittel ein um ca. neun Punkte höherer Wert erreicht, und bei jenen Jugendlichen, die von Suizidversuchen berichteten ein ca. acht Punkte höherer Wert (22,80 vs. 14,86).

<u>4.1.3 Alter zu Beginn selbstverletzender Handlungen</u>

Die Frage nach dem Beginn selbstverletzender Handlungen wurde von 173 Teilnehmern beantwortet, wobei das durchschnittliche Alter bei ca. 13 Jahren liegt. Dabei ähneln sich die Angaben von männlichen (13,03a) und weiblichen (13,51a) Teilnehmern ($\chi 2$: 3,11, p=0,078). Diese Angaben sind in Übereinstimmung mit den bislang aus anderen Studien berichteten Beginnzeiten zwischen 12 und 14 Jahren (Jacobsen & Gould 2007). Die Center for Disease Control and Prevention (CDC) Daten aus dem Jahr 2006 zeigen für die USA einen deutlichen Anstieg selbstverletzender Verhaltensweisen mit dem 12. Lebensjahr und einen Höhepunkt um das 16. Lebensjahr, sowie eine Abnahme selbstverletzender Verhaltensweisen ab dem 25. Lebensjahr (Nock et al. 2008). Dieser „Verlauf" wird auch aus Großbritannien von Young et al. (2007) in ähnlicher Form bezüglich selbstschädigender Handlungen berichtet. Aus einer aktuellen Studien an 10-14 jährigen Schülerinnen (n= 94, Altersverteilung: 10,1-14,8 Jahre, mittleres Alter: 12,7, Prävalenz selbstverletzender Verhaltensweisen: 56,4%) wird mit 10,2 Jahren (SD= 3,0) jedoch ein deutlich jüngeres Alter zu Beginn des selbstverletzenden Verhaltens berichtet, was Anlaß zur Sorge gibt, dass sich das „Eintrittsalter" zu jüngeren Jugendlichen und Kindern zu verschieben beginnt (Hilt et al. 2008). Auch über einen längeren Beobachtungszeitraum (26 Jahre) wurde die Zunahme an unter 15jährigen, die aufgrund selbstschädigender Handlungen (hier incl. Selbstvergiftungen) einer Behandlung in einem Krankenhaus bedurften, berichtet (Hawton & Harriss 2008).

4.1.4 Stadt- Land Vergleich

Eine Fragestellung dieser Studie beschäftigte sich mit Stadt- Land Unterschieden selbstverletzender und suizidaler Verhaltensweisen. Grund für diese Fragestellung waren Studien aus anderen Ländern, die teilweise Stadt-Land Unterschiede zwischen Suiziden und selbstverletzenden Handlungen ausmachen konnten. In einer Untersuchung der Suizidraten im ländlichen und urbanen Gebiet in England und Wales zwischen 1981 und 1998 zeigte sich, dass sich seit den frühen 90er Jahren die Suizidraten der am Land lebenden 15 – 24-jährigen Mädchen und Frauen jenen in der Stadt (die zuvor höher waren) angepasst hatten (Middleton et al. 2003), während sich die Suizidraten dieser Bevölkerungsgruppe im städtischen Bereich nur geringfügig geändert hatte. Die Studienautoren verwiesen dabei darauf, dass sozioökonomische Verschlechterungen sich in diesem Zeitraum eher im urbanen Umfeld ergeben hatten und daher nicht als Ursache für diesen Umschwung gesehen werden konnten, jedoch die psychiatrische und psychologische Versorgung in ländlichen Gebieten nicht genügend vorhanden war bzw. als stark stigmatisierend erlebt wurde.

Auf soziale Einflüsse bei selbstverletzendem Verhalten und Suizidversuchen (hier zu einer Einheit zusammengefasst) und Suizid macht auch eine Studie aus den USA aufmerksam, die im Bundesstaat New Jersey Meldungen von Vorstellungen mit Selbstverletzungen und Suizidversuchen an Krankenhäusern mit durchgeführten Suiziden in den Jahren 1999-2001 abglich (Hempstead 2006). Dabei zeigte sich, dass - im Gegensatz zu Suiziden- die Rate an selbstverletzenden Handlungen und Suizidversuchen nicht von der Bevölkerungsdichte, jedoch vom pro Kopf Einkommen abhängig war. Diese Aussage wird gestützt von einer britischen Studie, die sozioökonomische Veränderungen zwischen 1972/3 und 1995/6 in Bristol untersuchte und dabei für die Altersgruppe der 25 - 34jährigen Frauen einen signifikanten Einfluß sozioökomischer Faktoren auf selbstschädigendes Verhalten feststellen konnte (Gunnell et al. 2000). In der Gruppe der 15 – 24-jährigen ergab sich hierbei jedoch kein signifikanter Zusammenhang. In einer aktuelleren Arbeit wurde der Zusammenhang zwischen (sozioökonomischer) Deprivation, geographischen Gegebenheiten und selbstschädigenden Handlungen in Irland (anhand von Daten von Hospitalisierungen in den Jahren 2002-2004) untersucht. Dabei zeigte sich, dass vor allem in sozioökonomisch schwachen Gegenden höhere Raten selbstschädigender Handlungen zu finden waren (Corcoran et al. 2008). Dies korrespondiert auch mit der Beobachtung von Young et al. (2007), dass im Langzeitverlauf jene Gruppe junger Erwachsener selbstschädigende Handlungen weiterführen, die eine geringere Schulbildung und eine höhere Arbeitslosigkeit aufweisen.

In der vorliegenden Untersuchung zeigten sich keine signifikanten Unterschiede bei selbstverletzenden Handlungen, suizidalen Gedanken und Suizidversuchen zwischen Jugendlichen im Alb-Donau-Kreis und Jugendlichen, die in der Stadt Ulm leben. Einschränkend muß dabei bemerkt werden, dass sozioökonomische Daten in dieser Untersuchung nicht erfasst wurden und die Stadt Ulm aufgrund ihrer eher beschaulichen Einwohnerzahl keinen großen urbanen Lebensraum im

Sinne der hier zitierten Studien darstellt, was die direkte Vergleichbarkeit erschwert.

4.1.5 Schulvergleich

Im Rahmen dieser Studie wurden Schüler der neunten Klassen untersucht, um einen Vergleich der drei „großen" Schultypen in Deutschland zu gewährleisten. Dabei zeigte sich, dass sich bezüglich der Lebenszeitprävalenz selbstverletzender Handlungen, Suizidversuchen, Suizidddrohungen und Suizidgedanken kein signifikanter Unterschied zwischen den einzelnen Schultypen finden lässt. Als Trend kann man eine höhere Auffälligkeit in diesen Bereichen bei Hauptschülern und eine geringere Auffälligkeit bei Gymnasiasten finden. Hier muß jedoch kritisch bemerkt werden, dass besonders die Hauptschüler, gemessen an der Gesamtzahl der potentiell verfügbaren Schüler der jeweiligen Schulform besonders stark unterrepräsentiert waren. Eine höhere Auftretenswahrscheinlichkeit selbstverletzender Handlungen in Hauptschulen (und auch den dort untersuchten Förderschulen) im Vergleich zu Realschulen und Gymnasien wurde auch in der Heidelberger Schulstudie beschrieben (Brunner et al. 2007), wobei die dortigen erhobenen Daten als für den Rhein-Neckar-Kreis repräsentativ gelten dürfen. Diese Daten untermauern mit dem in dieser Studie gefundenen Trend die Aussage, dass Hauptschüler häufiger durch selbstverletzende Verhaltensweisen betroffen zu sein scheinen.

4.1.6 Suchtcharakteristika selbstverletzenden Verhaltens

Da selbstverletzendes Verhalten vielfach als „Sucht" geschildert wurde (Resch et al., 1993, Karwautz et al., 1996) und sich in einer klinischen Stichprobe von jugendlichen Patienten (n= 42; mittleres Alter: 17,7, SD= 1.5) mit repetitivem selbstverletzendem Verhalten auch Suchtcharakteristika beschreiben ließen (Nixon et al. 2002), wurde die Tabelle im OSI, die die Suchtcharakteristika das DSM-IV-TR (Verlust der Kontrolle über das Verhalten, Toleranzentwicklung, „Entzugssymptome"- hier als steigender Anspannungszustand ohne selbstverletzende Handlung) widerspiegelt, auch für unsere Stichprobe analysiert.

Dabei zeigte sich, dass bei jenen Teilnehmern, die sich selbst verletzt hatten, die Schwere und Häufigkeit der Handlungen zunimmt (etwa wie bei einem „Kontrollverlust" über einen Substanzgebrauch) und dass das Verhalten trotz dem Wissen um dessen Schädlichkeit weitergeführt wurde. So gaben 27,9% der Betroffenen an, dass sie sich häufiger selbst verletzen als sie es beabsichtigen. 29,17% der Betroffenen berichteten, dass die Schwere der Verletzungen zunimmt und 33,33% gaben an das Verhalten trotz schädlicher Wirkungen weiterzuführen. Es liegt daher der Schluß nahe, dass die von Nixon et al. (2002) postulierten Suchtcharakteristika selbstverletzenden Verhalten für eine Untergruppe der Jugendlichen mit selbstverletzendem Verhalten eine relevante Rolle spielen.

4.2 Vergleich mit einer US Schulstichprobe

Die vorliegende Studie stellt einen Vergleich zwischen einer ähnlich großen und geschlechtermäßig parallelisierten US Schulstichprobe und der untersuchten Schulstichprobe anhand eines gemeinsam standardisierten Erfassungsinstrumentes in Bezug auf selbstverletzendes und suizidales Verhalten her. Dabei zeigte sich, dass keine signifikanten Unterschiede in Bezug auf selbstverletzendes oder suizidales Verhalten beschrieben werden konnte. Da die Teilnehmer der US Stichprobe zwar die gleiche Klasse besuchten, im Schnitt aber etwas älter waren muß diskutiert werden, inwiefern dies die Ergebnisse des Vergleiches verfälscht haben könnte. Hierbei ist zu bemerken, dass bei Erhebungen zur Lebenszeitprävalenz ältere Teilnehmer aufgrund der längeren Lebenszeit mehr „Chancen" haben ein Ereignis zu berichten. Dies scheint jedoch nur begrenzt der Fall zu sein. Während sich in der Gruppe jener, die nur von Suizidversuch(en) bzw. der Kombination von selbstverletzendem Verhalten und Suizidversuchen berichteten ein kleiner „Vorsprung" (0.24% bzw. 1.5%) der älteren amerikanischen Schüler zeigt, ist dies in der Gruppe jener, die selbstverletzendes Verhalten berichteten nicht der Fall, da hier die jüngeren deutschen Schüler eine höhere Prävalenz aufweisen.
Es scheint hier tatsächlich eine hohe Ähnlichkeit zwischen den beiden untersuchten Schulpopulationen vorzuliegen, sodass ein Vergleich zwischen US Schülern und deutschen Teilnehmern gerechtfertigt erscheint.

4.3 Depression und selbstverletzendes sowie suizidales Verhalten

Die vorliegenden Daten zeigen, dass sich Jugendliche mit selbstverletzendem und suizidalem Verhalten als deutlich depressiver einschätzen als Jugendliche ohne diese Verhaltensweisen. So wird deutlich, dass die geschilderten Mittelwerte des Summenscores (23,3 bei Jugendlichen mit selbstverletzendem Verhalten in der Vorgeschichte, 22,8 bei Jugendlichen mit Suizidgedanken und 21,9 bei Teilnehmern mit einem Suizidversuch in der Vorgeschichte) deutlich über dem Mittelwert der Gesamtstichprobe (16,3) und dem aus der Studie von Meyer & Hautzinger (2001) berichtetem Mittelwert von 15,4 bei Jugendlichen liegen.

Die geschilderten Zahlen untermauern die Beobachtung, dass selbstverletzendes und suizidales Verhalten bei Jugendlichen häufig von einer depressiven Symptomatik begleitet wird (Jacobson & Gould, 2007; Hintikka et al., 2009). Demzufolge sollten Zeichen depressiver Verstimmung bei Jugendlichen nicht leichtfertig als „alterstypisches Phänomen" behandelt werden, sondern müssen Beachtung und gegebenenfalls auch adäquate Behandlung erhalten. So konnte die Auswertung der Ein-Jahres-Nachbeobachtung der Treatment for Adolescents with Depression Study (TADS) zeigen, dass die Behandlungseffekte bei Teilnehmern mit einer juvenilen Depression auch nach einem Jahr deutlich messbar waren (TADS Team et al. 2009) und das suizidale Verhaltensweisen eher bei behandlungsresistenter Depression auftreten und nicht als Reaktion auf die aktivierende Wirkung eines SSRIs im Rahmen dieser Studie gesehen werden können (Vitiello et al. 2009). Gerade vor diesem Hintergrund muß die Abnahme an Diagnosestellungen und Behandlungen der kindlichen Depression nach der FDA Warnung (Libby et al. 2009) kritisch betrachtet werden.

4.4 Funktionen selbstverletzenden Verhaltens

In der oben ausgeführten Faktorenanalyse zeigt sich ein zwei Faktorenmodell sowohl zu Beginn als auch in der Aufrechterhaltung selbstverletzenden Verhaltens. Während von anderen Autoren postuliert wurde, dass vor allem entlang der Funktionen automatischer und sozialer Verstärkungsmechansimen getrennt werden kann (Klonsky & Olino 2008), zeigt sich in der Auswertung dieser

Studie eher ein Anhalt dafür, dass neben einem automatisch negativen Verstärkungsmechanismus, also der Beeinflussung aversiv erlebter Gefühlszustände, positive Verstärkungsmechanismen (sowohl sozialer als auch automatischer Natur) im Vordergrund stehen.

Es lassen sich mehrer Gründe anführen, warum das hier postulierte Zwei-Faktoren-Modell (ANR vs. positive Verstärkungsmechanismen) von dem von Klonsky & Olino (2008) vorgeschlagenem Zwei-Faktoren-Modell (automatische vs. Soziale Verstärkungsmechanismen) abweicht. Zum einen unterscheiden sich die Erhebungsinstrumente. Während das von Klonsky & Olino (2008) verwendete „Inventory of statements about Self-Injury" theoriegeleitet basierend auf dem 7-Funktionen-Modell von Klonsky (2007) entwickelt wurde, wurde der OSI im klinischen Kontakt mit selbstverletzenden Jugendlichen erstellt (Nixon et al. 2002). Weiters unterscheiden sich die untersuchten Populationen deutlich bezüglich ihres Alters. Während in unserer Studie nur Jugendliche eingeschlossen wurden, wurde die Studie von Klonsky & Olino (2008) vornehmlich an jungen Erwachsenen durchgeführt. Es sei weiters anzumerken, dass der Eigenwert des 2. Faktors in der exploratorischen Faktorenanalyse von Klonsky & Olino (2008) mit 1,4 relativ niedrig ist.

Betrachtet man jene Motive, die den höchsten Mittelwert auf der Likert Skala erbrachten, so zeigt sich, dass auch in der von uns untersuchten Schulpopulation vor allem selbstverletzendes Verhalten in seiner Funktion als Möglichkeit zur Affektregulation genutzt wird. Dieses Ergebnis steht in Übereinstimmung mit einer Untersuchung an 106 Erwachsenen mit selbstverletzendem Verhalten (Alter: 15-54, mittleres Alter: 33,11, SD= 9,46), von denen als Motive für selbstverletzendes Verhalten (in absteigender Reihenfolge): Affektregulation, Einsamkeit, Selbstbestrafung, Einflussnahme auf andere, „magische" Kontrolle und Selbststimulation genannt wurden. In dieser Studie zeigte sich auch, dass die erhobenen negativen Affekte (Anspannung, Depression, Wut, Erschöpfung) vor der selbstverletzenden Handlung als hoch bewertet wurden, unmittelbar danach abnahmen (was von den Teilnehmenden als angenehm erlebt wurde), um einen Tag nach der selbstverletzenden Handlung wieder auf ein hohes Ausgangsniveau zurückzukehren (Kamphuis et al. 2007).

4.5 Suizidalität und traumatische Ereignisse

In der vorliegenden Studie konnte gezeigt werden, dass Jugendliche mit Suizidversuchen signifikant häufiger von traumatischen Erlebnissen sechs Monate vor dem Ereignis berichteten, als Jugendliche, die Suizidgedanken beschrieben. Vor allem im Bereich sexuellen Missbrauchs (sexueller Angriff aus Familien- oder Bekanntenkreis bzw. sexueller Kontakt unter 18 Jahren mit einer Person, die mindestens fünf Jahre älter war) berichten die Jugendlichen mit Suizidversuchen in der Vorgeschichte von einer größeren Belastung.

Dieses Ergebnis stimmt mit der bislang veröffentlichten Literatur zu Suizidalität und traumatischen Erlebnissen überein. Dube und Kollegen (2001) berichteten aus einer retrospektiven Kohortenstudie (n=17 337), dass sich die Chance für einen Suizidversuch nach sexuellem Mibrauch 3,4 fach erhöht. Diese Aussage wird auch durch die Daten des National Comorbidity Survey aus den USA (n=5838) gestützt, wonach körperliche Misshandlung und sexueller Mißbaruch starke Einflußfaktoren auf das Auftreten späterer Suizidversuche darstellen, auch wenn andere Covariaten (wie etwa verbale Misshandlungen oder Belästigungen) kontrolliert wurden (Joiner et al. 2007). In einer aktuellen Studie an 6986 Medizinstudenten konnte gezeigt werden, dass 34% jener, die ein Trauma in der Kindheit erlebt hatten suizdiales Verhalten (hier definiert als Suizidgedanken, Suizidpläne und Suiziversuche) zeigten, im Vergelich zu 18% ohne ein berichtetes Trauma (Jeon et al. 2009). Ebenfalls konnte in einer aktuellen Studie anhand von Daten aus dem British Psychiatric Morbidity Survey (n=8580) gezeigt werden, dass sexueller Missbrauch das Chancenverhältnis für das Auftreten eines Suizidversuchs bei Frauen stärker als bei Männern erhöht (OR b. Frauen: 9,6; OR b. Männern: 6,6) (Bebbington et al. 2009).

In der Literatur finden sich vielfach Hinweise auf den Zusammenhang von sexuellem Missbrauch, körperlicher Misshandlung und selbstverletzendem Verhalten (Romans et al. 1995; van der Kolk et al. 1991; Sansone et al. 1995; Noll et al. 2003; Gratz 2006; Sinclair et al. 2007; Low et al. 2000). Aktuell beschrieben Weierich & Nock (2008), dass sich im Gegensatz zu anderen Formen der Kindesmisshandlung ein deutlicher Zusammenhang zwischen sexuellem

Missbrauch und selbstverletzendem Verhalten bei der von Ihnen untersuchten jugendlichen Stichprobe (n= 86; Alter: 12-19; mittleres Alter: 17,03) finden ließ.
Bzgl. der Symptomatik einer Posttraumatischen Belastungsstörung fanden die Autoren, dass vor allem das Wiedererleben (z.Bsp. durch intrusive Bilder) und das Vermeidungsverhalten potentiellen Auslösern gegenüber, ebenso wie Symptome einer emotionalen „Verflachung" als Mediatoren mit der Häufigkeit selbstverletzender Handlungen in Verbindung stehen (Weiereich & Nock 2008). Auch Yates et al. (2008) berichten von einer Längsschnittstudie, bei der eine Umfrage unter den inzwischen 26 Jahre alten Teilnehmern ergab (n= 164), dass repetitives selbstverletzendes Verhalten vor allem bei jenen jungen Erwachsenen zu finden war, welche als Kind sexuell missbraucht worden waren, während ein- oder zweimalige Selbstverletzungen eher von jenen jungen Erwachsenen berichtet wurden, die als Kind körperlich misshandelt worden waren, unabhängig von anderen möglichen Risikofaktoren für Kindesmisshandlung oder selbstverletzendes Verhalten.

4.6 Einflüsse von Medien und peers

Die Frage nach der Ursache der hier vorgelegten hohen Prävalenzzahlen und nach der internationalen Verbreitung dieses Phänoms besitzt hohe Relevanz.
Hier ist zum einen die mediale Präsenz zu diskutieren, zum anderen Einflüsse des Internets, welches als „World Wide Web" Landes- bzw. Kulturgrenzen überschreitet, sowie die Verbreitung selbstverletzenden Verhaltens in Jugendkulturen.

Wie in der Suizidologie postuliert wird, existiert bei medial präsenten Selbstmorden, die Gefahr einer Nachahmung (der sogenannte „Werther-Effekt"[10]). Der Nachweis dieses Effekts, insbesonders der Impact der Medien wurde durch den Rückgang der U-Bahn Suizide in Wien nach Erarbeitung einer

---

[10] benannt nach der durch die Veröffentlichung von J. W. Goethes (1774) „Die Leiden des jungen Werther" angeblich ausgelösten Suizidwelle unter jungen Männern, die den Autor zu einer nachträglichen Warnung in seinem Buch veranlaßte: *„Und du gute Seele, die du eben den Drang fühlst wie er, schöpfe Trost aus seinem Leiden, und lass das Büchlein deinen Freund sein, wenn du aus Geschick oder eigener Schuld keinen nähern finden kannst."*

Medienrichtlinie zum Umgang mit U-Bahn Suiziden eindrücklich belegt (Etzersdorfer et al. 1992, Etzersdorfer & Sonneck 1998).

Auch dürfte besonders die Darstellung von Suiziden und Suizidversuchen Prominenter ein großes Beeinflussungspotential zu besitzen (Wasserman 1984; Stack 1987)- was- bedenkt man die Tatsache, dass viele Prominente und „Celebrities"[11] in Interviews offen und freizügig auch über selbstverletzende Handlungen sprechen- Anlaß zur Sorge geben muß. Jugendliche (und hier vor allem weibliche Teenager) scheinen hier besonders beeinflussbar (Phillips & Carstensen 1986; Blumenthal & Bergner 1973).

Es ist - bedenkt man die bekannten Vorarbeiten aus der Suizidologie - durchaus als kritisch zu bewerten, wenn selbstverletzendes Verhalten unreflektiert und womöglich auch mit Bildmaterial unterlegt in jugendtypischen Print- Medien und im Fernsehen[12] präsentiert wird.

Im Rahmen der Suizidforschung wurden als zu beachtende Faktoren in der Berichterstatung:

- Charakteristika der Geschichte (*agent*)
- Individuelle Attribute des Lesers (*host*) sowie
- Sozialer Kontext der Geschichten (*enviroment*)

erforscht (Gould 2005). Demgemäß soll hinterfragt werden, ob die Geschichte wirklich „nachrichtenwürdig" erscheint. Suizid soll nicht als mysteriöse Tat eines ansonsten „gesunden" oder „sehr erfolgreichen" Person dargestellt werden sondern (meistens) als Komplikation einer psychischen Krankheit, die häufig behandelt werden kann. Ebensowenig soll Suizid als Möglichkeit einer Problemlösung oder im Rahmen einer heroischen oder romantischen Verklärung präsentiert werden. Bildmaterial sollte mit Sorgfalt ausgewählt werden, um Identifikation und Glorifizierung mit dem Tod zu vermeiden.

Detaillierte Beschreibungen von Art und Ort des Suizides sollten vermieden werden. Die Länge des Berichts sowie die Häufigkeit von Meldungen zu ein- und demselben Suizid sollen verringert werden und der Suizid sollte nicht auf der Titelseite präsent sein- ebenso sollten die Schlagzeilen nichts

---

[11] So finden sich etwa unter http://www.self-injury.net prominente Namen wie Angelina Jolie, Johnny Depp, Princess Diana, etc…
[12] wie etwa die Ausstrahlung des bereits in den USA kritisch diskutierten Filmes „Dreizehn" (der auch - hierzulande mit einem FSK 12 Siegel ausgestattet - von jedem Teenager erworben werden kann) im Hauptabendprogramm des deutschen Fernsehens, welcher explizite Darstellungen selbstverletzender Handlungen bzw. deren Vorbereitungen enthält.

sensationsheischend sein. Weiters soll über lokale Behandlungsmöglichkeiten informiert werden. (Gould 2005).

Richtlinien zum medialen Umgang mit Suiziden- wie sie etwa von der American Foundation for Suicide Prevention[13], dem Center for Disease Control (CDC), oder auch der American Association of Suicidology erstellt wurden, scheinen durchaus auch im Bereich selbstverletzender Handlungen und dem medialen Umgang damit hilfreich.

Unreglementiert und vielfach auch unreflektiert stellt sich der Umgang mit selbstverletzendem Verhalten im Internet dar. Wie Whitlock et al. (2006) beschrieben, existieren derzeit über 400 „message boards" also Internetseiten, die eine interaktive Diskussion zum Thema selbstverletzendes Verhalten erlauben.
Begibt man sich auf die Suche nach selbigen, findet man bei gängigen Suchmaschinen (etwa unter www.google.de) 1.150.000 Seiten unter dem Suchbegriff „self-injur*" und 5.010.000 für den Suchbegriff „self harm".
Betrachtet man die Seiten näher, bietet sich ein breites Spektrum diverser Inhalte. Diese reichen von Seiten, die explizites Bildmaterial, Gedichte, und Tipps zum selbstverletzenden Verhalten bieten (und mitunter auch den angemeldeten Benutzern in Foren mit Ratschlägen zu selbstverletzendem Verhalten „hilfreich" zur Seite stehen) bis zu Selbsthilfeseiten und - foren, die teilweise auch auf professionelle Unterstützung zurückgreifen und demjenigen, der einen Ausstieg aus diesem Verhalten sucht, Möglichkeiten der Unterstützung und alternative Handlungsstrategien anbieten.
Als aus deutscher Sicht hierbei am bekanntesten darf wohl die Web Seite www.rotetraenen.de gelten. Im amerikanischen Raum bieten etwa die professionell betriebenen homepages http://www.palace.net/~llama/psych/injury.html, http://a.webring.com/webring?home;ring=bus,http://www.geocities.com/leavingund erworld/rings.html oder http://www.self-injury.net Hilfe und aber auch Unterstützung für Gleichgesinnte an, bis zu über diese Webseiten vertriebenen Paraphernalien (etwa Perlenketten, die die Wochen, welche man ohne Selbstverletzung überstanden hat, symbolisieren oder T-Shirts). In einer Interviewstudie an 81 Teilnehmern mit selbstverletzendem Verhalten und der

---

[13] einsehbar unter www.afsp.org

über 5 Jahre andauernden Beobachtung dreier Selbstverletzungsgruppen im Internet wurde gezeigt, dass sich Menschen mit selbstverletzendem Verhalten sehr stark mit „ihrer" Gruppe im Internet identifizieren, jedoch mitunter Gruppen wechseln, wenn sich das selbstverletzende Verhalten des Benutzers ändert (Adler & Adler 2008). Die Autoren betonen vor allem den sozialen Aspekt solcher „Cyber-Communities", in denen sich schnell enge (virtuelle) Kontakte knüpfen lassen und eine Vertrautheit entsteht, die im realen Leben oftmals für die Nutzer nicht existiert (Adler & Adler 2008).

Aus einer Telephonumfrage unter 1500 jugendlichen Internetnutzern (Alter: range: 10-17) wurde berichtet, dass drei Prozent der Befragten angaben sich innerhalb der letzten sechs Monate selbst verletzt zu haben (Mitchell & Ybarra 2007). Signifikante Unterschiede bestanden in der Benutzung von chat rooms (57% jener Jugendlichen, die sich selbst verletzen vs. 29% der anderen Jugendlichen) und darin eine enge Beziehung zu jemanden zu unterhalten, den man online kennengelernt hat (38% vs. 10%). Fast die Hälfte der Jugendliche mit selbstverletzendem Verhalten zeigte eine „hohe Internetnutzung" (in dieser Studie definiert als eine Standardabweichung über dem Mittelwert von 41 Minuten/ Tag liegend). Da von den Jugendlichen mit selbstverletzendem Verhalten auch ein starker Gebrauch von SMS angegeben wurde, schlagen die Studienautoren basierend auf dem Kommunikationsverhalten vor, SMS und chat - Kontakte in zukünftige Therapieprogramme einzubeziehen (Mitchell & Ybarra 2007).

Das gerade der Kontakt zu anderen ein relevantes Thema im Bereich des selbstverletzenden Verhaltens ist, zeigt sich nicht zuletzt daran, dass schon früh eine „Contagion Theory" selbstverletzenden Verhaltens postuliert wurde, also der Gedanke, dass selbstverletzendes Verhalten auf andere Personen in der unmittelbaren Umgebung „ansteckend" wirken kann.

Diese Konstrukt basiert auf der von Wheeler (1966) postulierten Theorie der „behavioral contagion" also die ansteckende Wirkung eines Verhaltens innerhalb einer Gruppe.

Dieses Bild, dass sich auch im kinder- und jugendpsychiatrischen stationären Alltag häufig beobachten lässt, wurde betreffend selbstverletzenden Verhaltens erstmals durch die Arbeit von Matthews (1968) aus dem stationären Kontext geschildert. Zeitlich noch frühere Schilderungen zu „Epidemien" dysfunktionalen

Verhaltens finden sich- bezogen auf die Trichotillomanie etwa bei Holdin-Davis (1914) und Menninger (1935). Eine aktuellere Arbeit von Crouch & Wright (2004) bezieht sich auf selbstschädigende Handlungen im stationären kinder- und jugendpsychiatrischen Kontext, wobei sechs Jugendliche hierzu interviewt wurden. Selbstbeschädigungen wurde von den betroffenen Jugendlichen als Antwort auf Konflikte, Ärger oder Streß verwendet, wobei sich zeigte, dass sich Mitpatienten einerseits wütend und aufgebracht fühlten, andererseits aber auch ein Gefühl der Verantwortung für das selbstschädigende Verhalten beschrieben. Mitunter kam es auch zu einem Wettbewerb unter den selbstschädigenden Jugendlichen, wer ein „echtes" selbstschädigendes Verhalten (gemessen an der Schwere der Verletzungen) zeigte und wer nicht.

Ebenfalls aus einem ambulanten kinder- und jugendpsychiatrischen Setting wurde eine empirische Untersuchung der Contagion Hypothese von Walsh & Rosen (1985) berichtet, in deren Verlauf eine Gruppe von 25 Jugendlichen (mittleres Alter: 16,1) über ein Jahr in den Bereichen Selbstverletzung, Aggression, Gespräch über Suizid, Substanzabusus und Hospitalisierung verfolgt wurde. Hierbei zeigte sich, dass selbstverletzendes Verhalten in dieser Gruppe geclustert auftrat, während die anderen beschriebenen Verhaltensweisen nicht signifikant (zumindest nicht im Sinne einer zeitlich abhängigen Häufung des Verhaltens) durch die peer Gruppe beeinflusst wurden. Als erfolgreiche Strategie in der Gruppentherapie berichteten die Autoren, dass Selbstverletzung als Verhalten bezeichnet wurde, dass gerne imitiert wird. Unter Anwendung dieses „Labels" (gegen das viele Adoleszente zu rebellieren versuchen) kam es zu einer drastischen Reduktion selbstverletzenden Verhaltens.

In einer weiterführenden Analyse von 12 Jugendlichen desselben Programmes (mittleres Alter: 17.6 Jahre) strichen Rosen & Walsh (1989) heraus, dass diese „Ansteckung" im dyadischen Kontext oder in Interaktionen in kleinen Gruppen stattfand und dass daher Interventionen auch auf dieser Ebene anzusetzen haben und es weniger effektiv scheint in einer größeren Gruppe zu intervenieren.

Auch aus anderen kinder- und jugendpsychiatrischen Stationen (Taiminen et al. 1998) und einer „Erziehungsanstalt" für junge Frauen wurden diese Ansteckungsphänomene beschrieben (Ross & McKay 1979).

Das Vorhandensein ähnlicher Phänomene im nichtklinischen, schulischen Kontext berichten Fennig et al. (1995). Darin wird ein „Ausbruch" an einer junior high school geschildert, in dessen Verlauf die „hard core" (also der harte Kern) Initiatoren identifiziert und beraten wurden, was zu einer Abnahme der Frequenz selbstverletzenden Verhaltens in der Schulpopulation führte. Auch Patton (1997) führte als einen der Hauptrisikofaktoren zur Entwicklung selbstverletzenden Verhaltens an, dass das Verhalten im familiären Umfeld bzw. im Freundeskreis beobachtet wurde.

In der vorliegenden Studie zeigte sich, dass 41 der Betroffenen angaben, dass sie die Idee sich selbst zu verletzen entwickelt haben, nachdem sie „von anderen Leuten darüber erfahren" hatten- ein Grund, der neben der Kategorie „Es war meine eigene Idee" (87) als zweithäufigster genannt wurde.
Wie glaubhaft die Angabe, dass selbstverletzendes Verhalten quasi „spontan" auftritt tatsächlich scheint, oder ob nicht eher die Aussage, dass selbstverletzendes Verhalten aufgrund eigener Ideen ensteht, dem jugendlichen Bedürfnis nach Autonomie und Individualität geschuldet ist, sollte kritisch hinterfragt werden.

Auch der Bezug zu aktuellen Jugendsubkulturen und die Verbreitung selbstverletzenden Verhaltens in diesen ist von Bedeutung, geht man davon aus, dass die Möglichkeit einer „Ansteckung" durch Kontakt mit dem Thema selbstverletzenden Verhaltens gerade in einer peer Gruppe mit hohem Identifikationspotential präsent ist.
Zur Frage selbstverletzender Handlungen in Bezug zu Jugendkulturen sei auf die aus Großbritannien stammende Studie von Young at el. (2006) verwiesen. Die Studiengruppe erhob die Korrelation zwischen selbstschädigenden Handlungen (hier im Sinne eines DSH Konzeptes) und der Identifikation mit einer Jugendkultur (etwa: Gothic, Punk, Hip Hop, Heavy Metal,...) im Rahmen einer Longitudinalstudie an 1258 jungen Erwachsenen im Alter von 19 Jahren.
Hierbei zeigte sich, dass unter den verschiedenen Jugendszenen alleine die Identifikation mit der „Gothic" Jugendkultur als Prädiktor für selbstverletzende Handlungen und Suizidversuche nach Kontrolle für mögliche

Beeinflußungsfaktoren (Geschlecht, Drogenabusus, Beziehungsstatus der Eltern, vorangegangene Depressionen) bestehen blieb. Die Autoren führen als Erklärungsversuche an, dass einerseits innerhalb dieser Jugendkultur Modelle selbstverletzende Handlungen vorgelebt werden und dass andererseits Jugendliche, die ein höheres Risiko haben sich selbst zu verletzen sich eher mit dieser Jugendkultur identifizieren, wobei letzteres als Erklärungsmodell von den Autoren präferiert wird.

Unter diesem Gesichtspunkt sollte auch die aktuelle Diskussion um selbstverletzende Handlungen stärker betrachtet werden. So findet sich im klinischen Alltag eine Häufung von Jugendlichen mit selbstverletzenden Handlungen, die sich selber als „Emo" (was für „Emotionals" steht) bezeichnen. Diese erst in den letzten Jahren entstandene Form der Jugendkultur deren Proponenten sich div. Paraphernalien (Sternchen- und Totenkopfmuster, schwarze Lidstriche, bestimmte Kleidungsmarken,...) bedienen, bekennen sich zum offenen Umgang mit Gefühlen, wobei auch Selbstverletzungen thematisiert werden. Bislang steht eine Untersuchung zur Identifikation mit einer Jugendkultur und selbstverletzendem Verhalten noch aus, scheint aber vor den international zunehmenden Pärvalenzzahlen gerechtfertigt.

4.7 Umgang mit selbstverletzendem Verhalten

Sieht man von Untersuchungen zur Wirksamkeit psychotherapeutischer Verfahren (wie der Dialektisch Behavioralen Therapie für Adoleszente- DBT-A) in der Behandlung selbstverletzenden Verhaltens ab (Rathus & Miller 2002; Fleischhaker et al. 2006; Katz et al. 2004), gibt es bislang nur eine Studie, die erhoben hat, welche Möglichkeiten Jugendliche selbst sehen selbstverletzendes Verhalten zu unterbinden. In einer Studie an 6020 Schülern (Altersrange: 15-16 Jahre) wurde diese Frage britischen Schülern gestellt. Dabei zeigte sich, dass die Jugendlichen vor allem Freunde, die Familie und die Schule als Unterstützungsmöglichkeiten für Betroffene identifizierten und eine professionelle Ansprechperson in der Schule (etwa eine/n Schulpsycholog/in oder ein/e Vertrauenslehrer/in) forderten. Informelle soziale Netzwerke unter peers wurden höher in ihrer Wirksamkeit bewertet als professionelle Hilfe und vielfach wurden auch Bedenken bezüglich einer Stigmatisierung beim Aufsuchen professioneller externer Helfer (wie etwa Psychiater und Psychotherapeuten) angegeben. Zudem wurde von 7% der Befragten der Wunsch formuliert besser informiert zu werden, an wem man sich wenden kann, falls man Hilfe sucht. Diese Ergebnisse sprechen laut den Autoren insgesamt für eine bessere Implementierung von Hilfen und Ansprechpersonen im Schulsetting (Fortune et al. 2008).

4.8 Limitationen

Als einschränkender Faktor muß hier vor allem das retrospektiv angelegte Fragebogendesign diskutiert werden. Zum einen, weil in der Beantwortung der rückbezüglichen Fragestellungen ein Erinnerungs-Bias zu verfälschten Antworten führen kann, zum anderen, da die Richtigkeit der gemachten Angaben auch aufgrund des anonymen Designs nicht überprüft werden kann. Diesem Umstand wurde insgesamt so gut als möglich Rechnung getragen, als fünf Fragebögen, deren Ausfüllende offensichtlich falsche Antworten gaben (etwa durch vertikales „Durchkreuzen" aller Trauma- items auf dem höchsten Level), verworfen wurden.

Aufgrund der Regularien der Schulbehörden konnten keine Angaben bzgl. der nicht-teilnehmenden Schüler erhoben werden, sodass ein direkter Vergleich zwischen Teilnehmern und jenen, die nicht an der Studie partizipieren wollten oder konnten nicht möglich ist. Dies kann zu einer Verzerrung der Stichprobe führen. So könnten etwa vor allem Jugendliche mit selbstverletzendem und suizialen Verhalten an der vorliegenden Studie teilgenommen haben, was zu erhöhten Prävalenzangaben führen würde. Dies scheint jedoch eher unwahrscheinlich, da in Untersuchungen gezeigt werden konnte, dass Schüler mit Problemen eher seltener an Studien dieser Art teilnehmen (Tigges 2003).
Ein indirekter Hinweis auf die Validität der erhobenen Ergebnisse kann auch in dem Umstand gesehen werden, dass sich die Ergebnisse der hier präsentierten Ulmer Schulstudie gut mit den vorerhobenen Daten der Heidelberger Schulstudie (Brunner et al. 2007) oder der amerikanischen Vergleichsstichprobe (Muehlenkamp & Gutierrez 2007) decken.

5. Zusammenfassung

Ziel der vorgestellten Studie war die Erhebung der Prävalenz und der Funktionen selbstverletzenden Verhaltens in einer deutschen Schulpopulation sowie der Vergleich mit vorbekannten internationalen Daten.
Zu diesem Zweck wurde eine Fragebogenuntersuchung an den 9. Klassen freiwillig teilnehmender Schulen in Ulm und dem Alb-Donau-Kreis durchgeführt.
An dieser Studie nahmen 670 Schüler aktiv mit Zustimmung der Sorgeberechtigten teil, wobei 665 Fragebögen letzendlich für die abschließende Analyse verwendet werden konnten.
Dabei gaben knapp 26% der Befragten an, sich schon einmal absichtlich selbst verletzt oder Schmerzen zugefügt zu haben, 9% hatten dies schon über vier-mal durchgeführt. 6,48% der Befragten gaben an, schon mindestens einen Suizidversuch unternommen zu haben, wobei vor allem im Bereich der selbstverletzenden Handlungen eine klare Frauenwendigkeit deutlich wurde.
Die in dieser Untersuchung erhobenen Zahlen zu selbstverletzendem Verhalten, suizidalen Gedanken und Suizidversuchen liegen insgesamt im internationalen Durchschnitt.

Die vorliegende Studie stellt durch die Verwendung standardisierter, validierter Fragebögen eine Relation zu einer US-amerikanischen Vergleichsgruppe her, was bislang international noch nicht untersucht wurde. Es zeigt sich, dass Raten von selbstverletzendem und suizdialem Verhalten zwischen Deutschland und den USA vergleichbar sind. Mittels anderer Fragebogeninstrumente wurden Depressionswerte erhoben, die sich bei Teilnehmenden mit selbstverletzendem oder suizidalem Verhalten als deutlich erhöht zeigten.

Die qualitativ erhobenen Daten zu selbstverletzendem Verhalten unterstreichen die These, dass selbstverletzendes Verhalten häufig eine „Ventilfunktion" zur Regulation von (emotionalem) Stress bei Jugendlichen hat.
Insgesamt zeigt sich, dass der Motivation vieler betroffener Jugendlicher das selbstverletzende Verhalten zu verändern nur ein geringes Angebot gegenüber zu stehen scheint oder bestehende Angebote nicht angenommen werden.

6. Literaturverzeichnis

1. Adler PA, Adler P (2008) The Cyber-Worlds of Self-Injurers: deviant communities, relationships, and Selves. Symbol Interact 31: 33-56.

2. Alaimo K, Olson CM, Frongillo EA (2002) Familiy food insufficiency, but not low familiy income, is positively associated with dysthymia and suicide symptoms in adolescents. J Nutr 132: 719-725.

3. Bebbington PE, Cooper C, Minot S, Brugha TS, Jenkins R, Meltzer H, Dennis M (2009) Suicide attempts, gender, and sexual abuse: data from the 2000 British psychiatric morbidity survey. Am J Psychiatry 166: 1135-1140.

4. Bergmann GH (1846) Ein Fall von religiöser Monogamie. Allgemeine Z Psychiatr 3: 365-380.

5. Berlin HA, Rolls ET (2004) Time perception, impulsivity, emotionality, and personality in self-harming borderline personality disorder patients. J Personal Disord 18: 358-378.

6. Blumenthal S, Bergner L (1973) Suicide and newspapers: a replicated study. Am J Psychiatry 130: 468-471.

7. Bohus M, Schmahl C (2007) Psychopathologie und Therapie der Borderline-Persönlichkeitsstörung. Nervenarzt 78: 1069-1081.

8. Bortz J (1999) Statistik für Sozialwissenschaftler (5. Aufl.). Berlin: Springer Verlag.

9. Bridge JA, Iyengar S, Salary CB, Barbe RP, Birmaher B, Pincus HA, Ren L, Brent DA (2007) Clinical response and risk for reported suicidal ideation and suicide attempts in pediatric antidepressant treatment. A meta-analysis of randomized controlled trials. J Am Med Assoc 297 1683-1696.

10. Brunner R, Parzer P, Haffner J, Steen R, Roos J, Klett M, Resch F (2007) Prevalence and Psychological correlates of occasional and repetitive Deliberate Self-Harm in adolescents. Arch Pediatr Adolesc Med 161: 641-649.

11. Brunner R, Parzer P, Resch F (2001) Dissoziative Symptome und traumatische Lebensereignisse bei Jugendlichen mit einer Borderline-Ströung. Persönlichkeitsstör Theorie Prax 5: 4-12.

12. Channing W (1877-78) Case of Helen Miller. Am J Insanity 34: 367-378.

13. Claes L, Vandereycken W, Vertommen H (2001) Self-injurious behaviors in eating-disordered patients. Eat Behav 2: 263-272.

14. Cloutier P, Humphreys L (2009) Measurement of Nonsuicidal Self-Injury in adolescents. In: Nixon MK, Heath NL (Hrsg.) Self-Injury in Youth. New York, London: Routledge: 115-143.

15. Corcoran P, Arensmann E, Perry IJ (2008) The area-level association between hospital-treated deliberate self-harm, deprivation and social fragmentation in Ireland. L Epidemiol Community Health 61: 1050-1055.

16. Crouch W, Wright J (2004) Deliberate Self Harm at an adolescent unit: a qualitative investigation. Clin Child Psychol Psychiatr 109: 185-204.

17. Csorba J, Dinya E, Plener P, Nagy E, Plai E (2009) Clinical diagnoses, characteristics of risk behaviour, differences between suicidal and non-suicidal subgroups of Hungarian adolescent outpatients practising self-injury. Eur Child Adolesc Psychiatry 18: 309-320.

18. Csorba J, Szelesne EF, Steiner P, Farkas L, Nemeth A (2005) Symptom specificity of adolescents with self-injurious behavior. Psychiatr Hung 20: 456-462.

19. De Leo D, Heller TS (2004) Who are the kids who self-harm? An Australian self-report school survey. Med J Aust 181:140-144.

20. Dervic K, Akkaya-Kalayci T, Kapusta ND (2007) Suicidal ideation among Viennese high school students. Wien Klin Wochenschr 119: 174-180.

21. Dube SR, Anda RF, Felitti VJ, Chapman DP, Williamson DF, Giles WH (2001) Childhood abuse, household dysfunction, and the risk of attempted suicide throughout the life span. J Am Med Assoc 286: 3089-3096.

22. Eisenberg ME, Neumark-Sztainer D, Story M (2003) Associations of weight-based teasing and emotional well-being among adolescents. Arch Pediatr Adolesc Med 157: 733-738.

23. Elklit A (2002) Victimization and PTSD in a Danish national youth probability simple. J Am Acad Child Adolesc Psychiatry 41: 174-181.

24. Ensel WM (1986) Measuring depression: The CES-D scale. In: Lin N, Dean A, Ensel WM (Hrsg.) Social support, life events, and depression. Orlando: Academic Press.

25. Etzersdorfer E, Sonneck G (1998) Preventing suicide by influencing mass-media reporting. The Viennese experience 1980-1996. Arch Suicide Res 4: 67-74.

26. Etzersdorfer E, Sonneck G, Nagel-Kuess S (1992) Newspaper reports and suicide. N Engl J Med 327: 502-503.

27. Evans E, Hawton K, Rodham K (2005) The prevalence of suicidal phenomena in adolescents: a systematic review of population-based studies. Suicide Life Threat Behav 35: 239-250.

28. Favazza AR (1992) Repetitive Self-Mutilation. Psychiatr Ann 22: 60-63.

29. Favazza AR (1996) Bodies under siege: Self-Mutilation and Body Modification in Culture and Psychiatry, Second Edition. Baltimore, London: John Hopkins University Press: 22-46.

30. Favazza AR (1998) The Coming of age of Self-Mutilation. J Nerv Ment Dis 186: 259-268.

31. Favazza AR, Conterio K (1989) Female habitual self-mutilators. Acta Psychiatr Scand 79: 283-289.

32. Favazza AR, De Rosea L, Conterio K (1989) Self-mutilation and eating disorders. Suicide Life Threat Behav 19: 352-361.

33. Fleischhaker C, Munz M, Böhme R, Sixt B, Schulz E (2006) Dialectical Behaviour Therapy for adolescents (DBT-A)- a pilot study on the therapy of suicidal, parasuicidal, and sel-injurious behviour in female patients with a borderline disorder. Z Kinder Jugendpsychiatr Psychother 34: 15-25.

34. Fliege H, Kocalevent RD, Walter OB, Gratz KL, Gutierrez PM, Klapp BF (2006) Three assessment tools for deliberate self-harm and suicide behaviour: evaluation and psychopathological correlates. J Psychosom Res 61: 113-121.

35. Fortune S, Sinclair J, Hawton K (2008) Adolescent´s views on preventing self-harm. Soc Psychiatr Epidemiol 43: 96-104.

36. Fossati A, Barratt ES, Carretta I, Leonardi B, Grazioli F, Maffei C (2004) Predicting borderline and antisocial personality disorder features in nonclinical subjects using measures of impulsivity and aggressiveness. Psychiatry Res 125: 161-170.

37. Friedman RA (2006) Uncovering an epidemic-screening for mental illness in teens. N Engl J Med 355: 2717-2719.

38. Garrison CZ, Addy CL, Jackson KL, McKeown RE, Waller JL (1991) The CES-D as a screening tool for depression and other psychiatric disorders in adolescents. J Am Acad Child Adolesc Psychiatry 30: 636-641.

39. Garrison CZ, McKeown RE, Valois RF, Vincent ML (1993) Aggression, substance use, and suicidal behaviors in high school students. Am J Pub Health 83:179-184.

40. Gmitrowicz A, Szymczak W, Kropiwnicki P (2003) Gender influence in suicidal behaviour of Polish adolescents. Eur Child Adolesc Psychiatry 12: 205-213.

41. Gould MS (2005) Suicide and the media. Ann N Y Acad Sci: 201-221.

42. Gould MS, Marrocco FA, Kleinmann M, Thomas JG, Mostkoff K, Cote J, Davies M (2005) Evaluating iatrogenic risk of youth suicide screening programs. J Am Med Assoc 293: 1635-1643.

43. Graff H, Mallin R (1967) The syndrome of the wrist cutter. Am J Psychiatry 124: 74-80.

44. Gratz KL (2001) Measurement of deliberate self-harm: preliminary data on the deliberate self-harm inventory. J Psychopathol Behav 23: 253-63.

45. Gratz KL (2006) Risk factors for deliberate self-harm among female college students: the role and interaction of childhood maltreatemt, emotional inexpressivity, and affect intensity/ reactivity. Am J Orthopsychiatry 76: 238-250.

46. Gratz KL, Conrad SD, Roemer L (2002) Risk factors for deliberate self-harm among college students. Am J Orthopsychiatry 72:128-140.

47. Gunnell D, Shepherd M, Evans M (2000) Are recent increases in deliberate self-harm associated with changes in socio-economic conditions? An

ecological analysis of patterns of deliberate self-harm in Bristol 1972-3 and 1995-6. Psychol Med 30: 1197-1203.

48. Gutierrez PM, Osman A, Barrios FX, Kopper BA (2001) Development and initial validation of the self-harm behavior questionnaire. J Pers Assess 77: 475-490.

49. Haines J, Williams CL, Brain KL, Wilson GV (1995) The psychophysiology of self-mutilation. J Abnorm Psychol 104: 471-489.

50. Hautzinger M, Bailer M (1993) Allgemeine Depressions Skala. Weinheim: Beltz Verlag.

51. Hawton K, Hall S, Simkin S, Bale L, Bond A, Codd S, Stewart A (2003) Deliberate self-harm in adolescents: a study of characteristics and trends in Oxford, 1990-2000. J Child Psychol Psychiatr 44: 1191-1198.

52. Hawton K, Harriss L (2008) Deliberate self-harm by under-15-year-olds: characteristics, trends and outcome. J Child Psychol Psychiatr 49: 441-448.

53. Hawton K, Rodham K, Evans E, Weatherall R (2002) Deliberate self-harm in adolescents: self report survey in schools in England. Br Med J 325: 1207-1211.

54. Heath NL, Nixon MK (2009) Assessment of Nonsuicidal Self-Injury in Youth. In: Nixon MK, Heath NL (Hrsg.) Self-Injury in Youth. New York, London: Routledge: 143-171.

55. Hempstead K (2006) The geography of self-injury: Spatial patterns in attempted and completed suicide. Soc Sci Med 62: 3186-3196.

56. Herpertz S, Steinmeyer SM, Marx D, Oidtmann A, Sass H (1995) The significance of aggression and impulsivity for self-mutilative behavior. Pharmacopsychiatry 28 Suppl 2: 64-72.

57. Hilt LM, Cha CB, Nolen-Hoeksma S (2008) Nonsuicidal self-injury in young adolescent girls: moderators of the distress-function relationship. J Consult Clin Psychol 76: 63-71.

58. Hintikka J, Tolmunen T, Rissanen ML, Honkalampi K, Kylmä J, Laukkanen E (2009) Mental disorders in self-cutting adolescents. J Adolesc Health 44: 464-467.

59. Holdin-Davis (1914) An epidemic of hair-pulling in an orphanage. Br J Dermatol 26: 207-210.

60. Horrocks J, House A, Lilley R, Noble R, Owens D (2007) Self-harm in England: a tale of three cities. Soc Psychiatry Psychiatr Epidemiol 42: 513-521.

61. Izutsu T, Shimotsu S, Matsumoto T, Okada T, Kikuchi A, Kojimoto M, Noguchi H, Yoshikawa K (2006) Deliberate self-harm and childhood hyperactivity in junior high school students. Eur Child Adolesc Psychiatry 15:172-176.

62. Jacobson CM, Gould M (2007) The epidemiology and phenomenology of Non-Suicidal Self-Injurious Behavior among adolescents: a critical review of the literature. Arch Suicide Res 11: 129-147.

63. Jeon HJ, Roh MS, Kim KH, Lee JR, Lee D, Yoon SC, Hahm BJ (2009) Early trauma and lifetime suicidal behaviour in a nationwide sample of Korean medical students. J Affect Dis 119: 210-214.

64. Joiner T (2005) Why people die by suicide. Cambridge, London: Harvard University Press.

65. Joiner TE, Sachs-Ericsson NJ, Wingate LR, Brown JS, Anestis MD, Selby EA (2007) Childhood physical and sexual abuse and lifetime number of

suicide attempts: a persistent and theoretically important relationship. Behav Res Ther 45: 539-547.

66. Kamphuis JH, Ruyling SV, Reijntjes AH (2007) Testing the emotion regulation hypothesis among self-injuring females. J Nerv Ment Dis 195: 912-918.

67. Karwautz A, Resch F, Wöber-Bingöl C, Schuch B (1996) Self- mutilation in adolescence as addictive behaviour. Wien Klinische Wochenschrift 108: 82-84.

68. Katz LY, Cox BJ, Gunasekara S, Miller AL (2004) Feasibility of dialectical behavior therapy for suicidal adolescents inpatients. J Am Acad Child Adolesc Psychiatry 43: 276-282.

69. Keller F, Hautzinger M, Kühner C (2008) Zur faktoriellen Struktur des deutschsprachigen BDI-II. Z Klin Psychol Psychoth 37: 245-254.

70. Kirkcaldy BD, Brown J, Siefen RG (2006) Disruptive behaviour disorders, self harm and suicidal ideation among German adolescents in psychiatric care. Int J Adolesc Med Health 18: 597-614.

71. Kleindienst N, Bohus M, Ludäscher P, Limberger MF, Kuenkele K, Ebner-Priemer UW, Chapman AL, Reicherzer M, Stieglitz RD, Schmahl C (2008) Motives for nonsuicidal self-injury among women with borderline personality disorder. J Nerv Ment Dis 196: 230-236.

72. Klonsky ED (2007) The functions of deliberate self-injury: a review of the evidence. Clin Psychol Rev 27: 226-239.

73. Klonsky ED, Olino TM (2008) Identifying clinically distinct subgroups of self-injurers among young adults: a latent class analysis. J Consult Clin Psychol 76: 22-27.

74. Laukkanen E, Rissanen ML, Honkalampi K, Kylmä J, Tolmunen T, Hintikka J (2009) The prevalence of self-cutting and other self-harm among 13-18-year-old Finnish adolescents. Soc Psychiatry Psychiatr Epidemiol 44: 23-28.

75. Laye-Gindhu A, Schonert-Reichl KA (2005) Nonsuicidal self-harm among community adolescents: understanding the "Whats" and "Whys" of self-harm. J Youth Adolesc 34: 447-457.

76. Libby AM, Orton HD, Valuck RJ (2009) Persisting decline in depression treatment after FDA warnings. Arch Gen Psychiatry 66: 633-639.

77. Linehan M (1986) Suicidal people: One population or two? Ann N Y Acad Sci 487: 16-33.

78. Lloyd E, Kelley ML, Hoppe T (1997) Self mutilation in a community sample of adolescents: Descriptive characteristics and provisional prevalence rates. Paper presented at the Annual meeting of the Society for Behavioral Medicine, New Orleans, Louisiana.

79. Lloyd-Richardson E, Perrine N, Dierker L, Kelley ML (2007) Characteristics and functions of non-suicidal self-injury in a community sample of adolescents. Psychol Med 37: 1183-1192.

80. Low G, Jones D, Mac Leod A, Power M, Duggan C (2000) Childhood trauma, dissociation and self-harming behaviour: a pilot study. Br J Med Psychol 73: 269-278.

81. Lundh LG, Karim J, Quilisch E (2007) Deliberate self-harm in 15-year-old adolescents: a pilot study with a modified version of the Deliberate Self-Harm Inventory. Scand J Psychology 48: 33-41.

82. Madge N, Hewitt A, Hawton K, Wilde EJ, Corcoran P, Fekete S, Heeringen KB, De Leo D, Ystgaard M (2008) Deliberate self-harm within an

international community sample of young people: comparative findigs from the Child & Adoloescent Self-Harm in Europe (CASE) study. J Child Psychol Psychiatry 49: 667-677.

83. Matschinger H, Schork A, Riedel-Heller S, Angermeyer MC (2000) Zur Anwendung der CES-D bei älteren Menschen: Dimensionsstruktur und Meßartefakte. Diagnostica 46: 29-37.

84. Matsumoto T, Imamura F, Chiba Y, Katsumata Y, Kitani M, Takeshima T (2008) Prevalences of lifetime histories of self-cutting and suicidal ideation in Japanese adolescents: Differences by age. Psychiatry Clin Neurosci 62: 362-364.

85. Matthews PC (1968) Epidemic self-injury in an adolescent unit. Int J Soc Psychiatry 14: 125-131.

86. Menninger K (1938) Man against himself. New York: Harvest/HBJ Book: 203-250.

87. Menninger K (1935) A psychoanalytic study of the significance of self-mutilators. Psychoanal Q 4: 408-466.

88. Meyer TD, Hautzinger M (2001) Allgemeine Depressions-Skala (ADS) Normierung an Minderjärigen und Erweiterung zur Erfassung manischer Symptome (ADMS). Diagnostica 47: 208-215.

89. Middleton N, Gunnell D, Frankel S, Whitley E, Dorling D (2003) Urban-rural differences in suicide trends in young adults: England and Wales, 1981-1998. Soc Sci Med 57: 1183-1194.

90. Mitchell KJ, Ybarra ML (2007) Online behaviour of youth who engage in self-harm provides clues for preventive intervention. Prev Med 45: 392-396.

91. Morey C, Corcoran P, Arensman E, Perry IJ (2008) The prevalence of self-

reported delieberate self harm in Irish adolescents. BMC Public Health 8:79

92. Muehlenkamp JJ (2005) Self-Injurious Behavior as a separate clinical syndrome. AmJ Orthopsychiatry 75: 324-333.

93. Muehlenkamp JJ, Engel SG, Wadeson A, Crosby RD, Wonderlich SA, Simonisch H, Mitchell JE (2009) Emotional states preceding and following acts of non-suicidal self-injury in bulimia nervosa patients. Behav Res Ther 47: 83-87.

94. Muehlenkamp JJ, Gutierrez PM (2007) Risk for suicide attempts among adolescents who engage in non-suicidal self-injury. Arch Suicide Res 11: 69-82.

95. Muehlenkamp JJ, Williams KL, Gutierrez PM, Claes L (2009) Rates of Non-Suicidal Self-Injury in high school students across five years. Arch Suicide Res 13: 317-329

96. Muehlenkamp JJ, Gutierrez PM (2004) An investigation of differences between self-injurious behavior and suicide attempts in a sample of adolescents. Suicide Life Threat Behav 34: 12-23.

97. Muehlenkamp JJ, Gutierrez PM (2007) Risk for suicide attempts among adolescents who engage in non-suicidal self-injury. Arch Suicide Res 11: 69-82.

98. Nitkowski D, Petermann F. (2009) Verhaltensdiagnostik selbstverletzenden Verhaltens. Nervenheilkunde 28: 227-231.

99. Nixon MK, Cloutier P, Jansson SM (2008) Nonsuicidal self-harm in youth: a population-based survey. Can Med Assoc J 178: 306-312.

100. Nixon MK, Cloutier PF, Aggarwal S (2002) Affect regulation and addictive aspects of repetitive self- injury in hospitalized adolescents. J Am

Acad Child Adolesc Psychiatry 41: 1333-1341.

101. Nock MK, Joiner TE Jr, Gordon KH, Lloyd-Richardson E, Prinstein MJ (2006) Non-suicidal self-injury among adolescents: diagnostic correlates and relation to suicide attempts. Psychiatry Res 30: 65-72.

102. Nock MK, Prinstein MJ (2004) A functional approach to the assessment of self-mutilative behavior. J Consult Clin Psychol 72: 885-890.

103. Nock MK, Prinstein MJ (2005) Contextual features and behavioral functions of self-mutilation among adolescents. J Abnorm Psychol 114: 140-146.

104. Nock MK, Borges G, Bromet EJ, Cha CB, Kessler RC, Lee S (2008) Suicide and suicidal behaviour. Epidemiol Rev 30: 133-154.

105. Nock MK, Kessler RC (2006) Prevalence of and risk factors for suicide attempts versus suicide gestures: analysis of the national comorbidity survey. J Abnorm Psychol 115: 616-623.

106. Noll JG, Horowitz LA, Bonanno GA, Trickett PK, Putnam FW (2003) Revictimization and self-harm in females who experienced childhood sexual abuse: results from a prospective study. J Interpers Violence 18: 1452-1471.

107. O´Carroll PW, Berman AL, Maris R, Moscicki E, Tanney B, Silverman M (1996) Beyond the tower of Babel: A nomenclature for suicidology. Suicide Life Threat Behav 26: 237-252.

108. O´Sullivan M, Fitzgerald M: Suicidal ideation and acts of self-harm among Dublin school children (1998) J Adolesc 21: 427-433.

109. Pao PN (1969) The syndrome of delicate self-cutting. Br J Med Psychol 42: 195-206.

110. Pattison EM, Kahan J (1983) The Deliberate Self-Harm Syndrome. Am J Psychiatry 140: 867-872.

111. Patton GC, Harris R, Carlin JB, Hibbert ME, Coffey C, Schwartz M, Bowes G (1997) Adolescent suicidal behaviours: a population-based study of risk. Psychol Med 27: 715-724.

112. Patton GC, Hemphill SA, Beyers JM, Bond L, Toumbourou JW, McMorris BJ, Catalano RF (2007). Pubertal stage and deliberate self-harm in adolescents. J Am Acad Child Adolesc Psychiatry 46: 508-514.

113. Penn JV, Esposito CL, Schaeffer LE, Fritz GK, Spirito A (2003) Suicide attempts and self-mutilative behaviour in a juvenile correctional facility. J Am Acad Child Adolesc Psychiatry 42: 762-769.

114. Petermann F, Winkel S (2007) Selbstverletzendes Verhalten- Diagnostik und psychotherapeutische Ansätze. Z Psychiatr Psychol Psychother 55: 123-133.

115. Petermann F, Winkel S (2005) Selbstverletzendes Verhalten. Göttingen: Hogrefe Verlag: 143-151.

116. Phillips D, Carstensen LL (1986) Clustering of teenage suicides after television news stories about suicide. N Engl J Med 315: 685-689.

117. Pies RW, Popli AP (1995) Self-injurious behavior: pathophysiology and implications for treament. J Clin Psychiatry 56: 580-588.

118. Platt S, Bille-Brahe U, Kerkhof A, Schmidtke A, Bjerke T, Crepet P, De Leo D, Haring C, Lonnqvist J, Michel K (1992) Parasuicide in Europe: the WHO/EURO multicentre study on parasuicide. I. Introduction and preliminary analysis for 1989. Acta Psychiatr Scand 85: 97-104.

119. Plener PL, Brunner R, Resch F, Fegert JM, Libal G (im Druck) Selbstverletzendes Verhalten im Jugendalter. Z Kinder Jugendpsychiatr Psychother

120. Plener PL, Fliege H, Fegert JM, Libal G (2007) Diagnostik des selbstverletzenden Verhaltens. In: Brunner R, Resch F (Hrsg.) Borderline-Störungen und selbstverletzendes Verhalten bei Jugendlichen. Göttingen: Vandenhoeck & Ruprecht: 117-134.

121. Podvoll EM (1969) Self-mutilation within a hospital setting: a study of identity and social compliance. Br J Med Psychol 42: 213-221.

122. Portzky G, De Wilde EJ, van Heeringen K (2008) Deliberate self harm in young people: differences in prevalence and risk factors between The Netherlands and Belgium. Eur Child Adolesc Psychiatry 17: 179-186.

123. Posner K, Oquendo MA, Gould M, Stanley B, Davies M (2007) Columbia Classification Algorithm of Suicide Assessment (C-CASA): Classification of suicidal events in the FDA´s pediatric suicidal risk analysis of antidepressants. Am J Psychiatry 164:1035-1043.

124. Radloff LS (1977) The CES-D: A self-report symptom sacle to detect depression in the general population. Appl Psychol Measure 3: 385-401.

125. Rathus JH, Miller AL (2002) Dialectical behaviour therapy adapted for suicidal adolescents. Suicide Life Threat Behav 32: 146-157.

126. Resch F, Karwautz A, Schuch B, Lang E (1993) Kann Selbstverletzung als süchtiges Verhalten bei Jugendlichen angesehen werden? Z Kinder Jugendpsychiatr 21: 253-259.

127. Rodham K, Hawton K, Evans E. (2004) Reasons for deliberate self-harm: comparison of self-poisoners and self-cutters in a community sample of adolescents. J Am Acad Child Adolesc Psychiatry 43: 80-87.

128. Romans SE, Martin JL, Anderson JC, Herbison GP, Mullen PE (1995) Sexual abuse in childhood and deliberate self-harm. Am J Psychiatry 152: 1336-1342.

129. Rosen PM, Walsh BW (1989) Patterns of Contagion in Self-Mutilation epidemics. Am J Psychiatry 146: 656-658.

130. Rosenthal RJ, Rinzler C, Wallsh R, Klausner E (1972) Wrist-cutting Syndrome: The meaning of a gesture. Am J Psychiatry 128: 1363-1368.

131. Ross S, Heath N (2002) A study of the frequency of self-mutilation in a community sample of adolescents. J Youth Adolesc 31: 67-77.

132. Safer DJ (1997) Self-reported suicide attempts by adolescents. Ann Clin Psychiatry 9: 263-269.

133. Sansone RA, Sansone LA, Wiederman M (1995) The prevalence of trauma and its relationship to borderline personality symptoms and self-destructive behaviors in a primary care setting. Arch Fam Med 4: 439-442.

134. Sidhartha T, Jena S (2006) Suicidal behaviors in adolescents. Indian J Pediatr 73: 783-788.

135. Silverman MM, Berman AL, Sanddal ND, O´Carroll PW, Joiner TE (2007) Rebuilding the tower of Babel: a revised nomenclature for the study of suicide and suicidal behaviors. Part 2: Suicide-related ideations, communications and behaviors. Suicide Life Threat Behav 37: 264-277.

136. Simeon D, Stanley B, Frances A, Mann JJ, Winchel R, Stanley M (1992) Self-mutilation in personality disorders: psychological and biological correlates. Am J Psychiatry 149:221-226.

137. Sinclair JM, Crane C, Hawton K, Williams JM (2007) The role of autobiographical memory specificity in deliberate self-harm: correlates and consequences. J Affect Disord 102: 11-18.

138. Skegg K (2005) Self-harm. Lancet 366: 1471-1483.

139. Sourander A, Aromaa M, Pihlakoski L, Haavisto A, Rautava P, Helenius H, Sillanpaa M (2006) Early predictors of deliberate self-harm mong adolescents. A prospective follow-up study from age 3 to age 15. J Affect Disord 93: 87-96.

140. Stack (1987) Celebrities and suicide: a taxonomy and analysis, 1948-1983. Am Sociol Rev 52: 401-412.

141. Stanley B, Gameroff MJ, Michalsen V, Mann JJ (2001) Are suicide attempters who self-mutilate a unique population? Am J Psychiatry 158: 427-432.

142. Tigges BB (2003) Parental consent and adolescent risk behavior research. J Nurs Scholarsh 35:283-289.

143. Treatment for Adolescents with Depression Study (TADS) Team, March J, Silva S, Susan J, Wells K, Fairbank J, Burns B, Domino M, Vitiello B, Severe J (2009) The Treatment for Adolescents with Depression Study (TADS): outcomes over 1 year of naturalistic follow-up. Am J Psychiatry 166: 1141-1149.

144. Tuisku V, Pelkonen M, Karlsson L, Kiviruusu O, Holi M, Ruutuu T, Punamäki RL, Marttunen M (2006) Suicidal ideation, deliberate self-harm behaviour and suicide attempts among adolescent outpatients with depressive mood disorders and comorbid axis I disorders. Eur Child Adolesc Psychiatry 15: 199-206.

145. van der Kolk BA, Perry JC, Herman JL (1991) Childhood origins of self-destructive behaviour. Am J Psychiatry 148: 1665-1671.

146. Vitiello B, Silva SG, Rohde P, Krtochvil CJ, Kennard BD, Reinecke MA, Mayes TL, Posner K, May DE, March JS (2009) Suicidal events in the Treatment for Adolescents with Depression Study (TADS). J Clin Psychiatry 70: 741-747.

147. Vivona JM, Ecker B, Halgin RP, Cates D, Garrison WT, Friedman M (1995) Self- and other-directed aggression in child and adolescent psychiatric inpatients. J Am Acad Child Adolec Psychiatry 34: 434-444.

148. Waldrop AE, Hanson RF, Resnick HS (2007) Risk factors for suicidal behaviour among a national sample of adolescents: implications for prevention. J Trauma Stress 20, 869-879.

149. Walsh BW, Rosen P (1985) Self-Mutilation and Contagion: an empirical test. Am J Psychiatry 142: 119-120.

150. Walsh BW (2006) Treating Self-Injury. New York: The Guilford Press: 3-21.

151. Wasserman IM (1984) Imitation and suicide: a re-examination of the Werther effect. Am Sociol Rev 49: 427-436.

152. Weierich MR, Nock MK (2008) Posttraumatic stress symptoms meditae the relaition between childhood sexual abuse and Nonsuicidal Self-Injury. J Consult Clin Psychol 76: 39-44.

153. Wheeler L (1966) Toward a theory of behavioural contagion. Psychol Rev 73: 179-192.

154. Whitlock J, Eckenrode J, Silverman D (2006) Self-injurious behaviors in a college population. Pediatrics 117:1939-1948.

155. Whitlock J, Knox KL (2007) The relationship between self-injurious behaviour and suicide in a young adult population. Arch Pediatr Adolesc Med 161:634-640.

156. Whitlock J, Powers JL, Eckenrode J (2006) The virtual cutting edge: the internet and adolescent self-injury. Dev Psychol 42: 407-417.

157. Wichstrøm L (2009) Predictors of non-suicidal self-injury versus attemptes suicide: similar or different? Arch Suicide Res 13: 105-122.

158. Winchel MW, Stanley M (1991) Self-injurious behavior: a review of the behavior and biology of self-mutilation. Am J Psychiatry. 148: 306-17.

159. Wong JP, Stewart SM, Ho SY, Rao U, Lam TH (2005) Exposure to suicide and suicidal behaviors among Hong Kong adolescents. Soc Sci Med 61: 591-599.

160. Wong YL (2000) Measurement properties of the Center for Epidemiologic Studies- Depression Scale (CES-D) in a homeless population. Psychol Ass 12: 69-76.

161. Yates TM, Carlson EA, Egeland B (2008) A prospective study of child maltreatment and self-injurious behaviour in a community sample. Dev Psychopathol 20: 651-671.

162. Yates TM, Tracy AJ, Luthar SS (2008) Nonsuicidal Self-Injury among "privileged" youths: longitudinal and cross-sectional approaches to developmental process. J Con Clin Psychol 76: 53-62.

163. Young R, Sweeting H, West P (2006) Prevalence of deliberate self-harm and attempted suicide within contemporary Goth youth subculture: longitudinal cohort study. Br Med J 332: 1058-1061.

164. Young R, van Beinum M, Sweeting H, West P (2007) Young people who self-harm. Br J Psychiatry 191: 44-49.

165. Ystgaard M, Reinholdt NP, Husby J, Mehlum L (2003) Deliberate self harm in adolescents. Tidsskr Nor Laegeforen 28: 2241-2245.

166. Zoroglu SS, Tuzun U, Sar V, Tutkun H, Savacs HA, Ozturk M, Alyanak B, Kora ME (2003) Suicide attempt and self-mutilation among Turkish high school students in relation with abuse, neglect and dissociation. Psychiatry Clin Neurosci 57:119-126.

7. Abbildungsverzeichnis

Tab. 1: Das Deliberate Self Harm Syndome   5

Abb. 1: Einteilung suizidaler und selbstverletzender Handlungen   10

Tab. 2: Funktionen selbstverletzenden Verhaltens   14

Tab. 3: Überblick zur Prävalenz selbstverletzenden Verhaltens   23

Tab. 4: Vorhandene und teilnehmende Schulen und Schüler   29

Abb. 2: Durchführung der Ulmer Schulstudie- Einschluß der Teilnehmer   35

Tab. 5: Teilnehmer und Geschlechterverteilung   36

Abb. 3: Teilnehmer nach Häufigkeit selbstverletzender Handlungen   38

Tab. 6: Häufigkeit und Art der geschilderten Suizidversuche   40

Tab. 7: Traumatische Erlebnisse sechs Monate vor Suizidversuch   40

Tab. 8: Traumatische Erlebnisse sechs Monate vor Suiziddrohung   42

Tab. 9: Traumatische Ereignisse sechs Monate vor Suizidgedanken   43

Tab. 10: SHBQ Untergruppen: Schulformen und Stadt-Land-Vergleich   44

Tab. 11: Traumatische Ereignisse bei Teilnehmern mit
Suizidgedanken und früheren Suizidversuchen   45

Tab. 12: Häufigkeit selbstverletzender Handlungen und Gedanken daran   46

Tab. 13: Bewertung des Druckes sich selbst zu verletzen   48

Abb. 4: Kommunikation über selbstverletzendes Verhalten　49

Abb. 5: Lokalisation selbstverletzender Handlungen　50

Abb. 6: Arten des selbstverletzenden Verhaltens　51

Tab. 14: Zeit zwischen Gedanken und selbstverletzender Handlung　52

Tab. 15: „Suchtkriterien" selbstverletzender Handlungen　53

Abb. 7: Alternative Verhaltensweisen zu selbstverletzendem Verhalten　54

Abb. 8: In Anspruch genommene Behandlungen　55

Tab. 16: Vergleich der US Studienpopulation mit Studienteilnehmern　60

Tab. 17: Vergleich der Methoden des selbstverletzenden Verhaltens der US Studienpopulation mit Studienteilnehmern　61

Abb. 9: Verteilung des ADS Summenscores　62

Tab. 18: ADS Summenscores gemäß SHBQ Cluster　63

Abb. 10: ADS Summenscores: Einteilung in vier Cluster　64

Tab. 19: Funktionen des selbstverletzenden Verhaltens　66

Tab. 20: Faktorenanalyse: Funktionen zu Beginn des selbstverletzenden Verhaltens　68

Tab. 21: Faktorenanalyse: Funktionen bei Aufrechterhaltung des selbstverletzendenVerhaltens　69

Danksagung

Die vorliegende Arbeit ist das Resultat vieler Bemühungen. Meinen wichtigsten „Stützen" sei an dieser Stelle gedankt:

Meinen Eltern Hedwig und Leopold sowie meinen Geschwistern Birgit und Peter für emotionale und nicht zuletzt auch finanzielle Unterstützung um an diesen Punkt zu gelangen. Danke dafür die „Latte hoch zu legen" und Hilfe zu geben, gesteckte Ziele auch zu erreichen.

Meinem Doktorvater Prof. Dr. Fegert, der meinen Arbeitsstil toleriert und dessen Einsatz um meine Anstellung und Unterstützung ich sehr hoch schätze.

Für Humor, besondere Ausdauer und Geduld im Beantworten statistischer Fragen sei PD Dr. Keller gedankt.

Ein Dank gilt auch all jenen, die meine Arbeit in der KJPP nicht „nur" als Kollegen, sondern vielmehr als Freunde bereichert haben. Besonders möchte ich dafür Michael Kölch, Marc Schmid, Gerhard Libal, Judith Nestler, Andrea Ludolph, Miriam Merget-Kullmann, Nina Spröber, Thorsten Sukale und Margit Dürr meinen Dank aussprechen.

Meinen Freunden „in der Ferne" Alfred Dunshirn und Nestor Kapusta sei dafür gedankt, dass sie mehr zu dieser Arbeit beigetragen haben, als ihnen vermutlich bewusst ist.

Zu guter Letzt gebührt der wichtigste Dank Julia Pohl, die die zahlreichen Stunden und Abende vor dem Computer stoisch erträgt und mir Stütze und Halt ist.

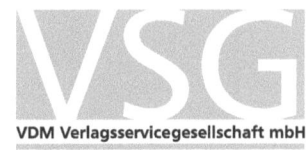

Die VDM Verlagsservicegesellschaft sucht für wissenschaftliche Verlage abgeschlossene und herausragende

Dissertationen, Habilitationen, Diplomarbeiten, Master Theses, Magisterarbeiten usw.

für die kostenlose Publikation als Fachbuch.

Sie verfügen über eine Arbeit, die hohen inhaltlichen und formalen Ansprüchen genügt, und haben Interesse an einer honorarvergüteten Publikation?

Dann senden Sie bitte erste Informationen über sich und Ihre Arbeit per Email an *info@vdm-vsg.de*.

Sie erhalten kurzfristig unser Feedback!

VDM Verlagsservicegesellschaft mbH
Dudweiler Landstr. 99   Telefon +49 681 3720 174
D - 66123 Saarbrücken   Fax   +49 681 3720 1749
www.vdm-vsg.de

Die VDM Verlagsservicegesellschaft mbH vertritt

 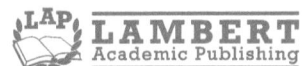 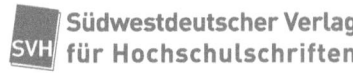

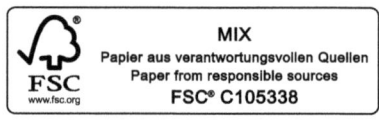

Printed by Books on Demand GmbH, Norderstedt / Germany